375 Recetas Vegetarianas

By
Ethel R. Nelson, M. D.

TEACH Services, Inc.
P U B L I S H I N G
www.TEACHServices.com

Copyright © 1975 Ethel R. Nelson, M.D.
Copyright revised © 2013 TEACH Services, Inc.
ISBN-13: 978-1-4796-0041-0 (Paperback)
ISBN-13: 978-1-4796-0042-7 (Spiral)

Library of Congress Control Number: 97-60097

Published by

TEACH Services, Inc.
P U B L I S H I N G
www.TEACHServices.com

Tabla De Contenido

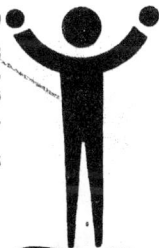

SIGLO 21
Alimentación Del Futuro

Diseñado para guiarle
a descubrir y aplicar
principios avanzados
para un mejor vivir.

Prologo

A menudo se publica un libro que responde a una necesidad. Este libro de cocina para el **SIGLO XXI,** es ciertamente uno de estos.

El estilo de vida actual está ya proyectándose hacia el siglo 21, querramos admitirlo o no. De hecho, en todas las fases de nuestra vida, los cambios ocurren tan rápidamente que nos es difícil mantenernos al tanto. En el campo de la medicina se está desarrollando un nuevo campo para ayudarnos a conseguir la salud que nos de una energía vibrante: se llama **PREVENCION.** El Dr. Ernest L. Wynder, presidente de la Fundación Americana de Salud, lo presenta adecuadamente en el siguiente párrafo:

> "La mejor respuesta al problema de las enfermedades es Prevención. La verdad es que la mayoría de las enfermedades crónicas y accidentes que afectan y son causa de muerte de muchas personas prodrían prevenirse. Es cada vez más evidente que curar una enfermedad no es suficiente".

Es en el campo de la nutrición en el que se darán los pasos más agigantados para prevenir las enfermedades. En esto la medicina preventiva alcanzará su cenit, siendo que la alimentacíon es la esencia de la vida. Es el combustible que mantiene, repara y hace andar la máquina humana. Es la fuente del material necesario para mantener saludables, vigorosos y libres de enfermedades los tejidos del cuerpo.

Alguien ha dicho que el sufrimiento y enfermedades que prevalecen por doquiera se deben mayormente a errores comunes con respecto a la dieta y esto es verdaderamente cierto. Se sabe actualmente que muchas de las enfermedades degenerativas como arteriosclerosis, o endurecimiento de las arterias, como suele ser llamado, son causadas mayormente por la manera en que nos alimentamos y el modo de vivir.

Si "los días de nuestra edad son setenta años" y durante ellos queremos gozar de buena salud, nuestra manera de comer influye positivamente en nuestra longevidad y bienestar.

Este libro quiere enseñarnos cómo alimentar a nuestra familia de manera que puedan saborear con gusto los alimentos que los nutricionistas consideran necesarios para vivir saludablemente no sólo ahora en este siglo, sino también en el **SIGLO XXI.**

Debemos aumentar nuestro consumo de frutas, verduras, legumbres y granos. Al mismo tiempo debemos reducir la cantidad de alimentos refinados tales como azúcar, bizcochos, pateles (pai), caramelos, helados y bebidas gaseosas. Hay una definida relación entre la disposición de una persona y el desayuno que ha tomado, si ha sido bien equilibrado y nutritivo o si consistió en la proverbial taza de café con pan y mantequilla.

El mismo hecho que hay tantas personas que tratan de rebajar de peso, es prueba que la alimentación inadecuada no se limita a una alimentación insuficiente. Muy a menudo descubrimos que no sólo estamos comiendo demasiado, sino que comemos muchos alimentos que deberíamos evitar.

En este libro se presenta con especial interés la manera de cómo sustituir la carne con proteínas vegetales. Es posible ser un vegetariano bien alimentado y no hay razón de temer que la familia sufra por falta de una dieta equilibrada. Felicitamos a todos aquéllos que contribuyeron a la compilación de este libro de recetas. Es un libro práctico, fácil de leer y fácil de seguir. Estamos seguros que cada página será de su más alto agrado.

Dr. J Wayne McFarland, M.D.
Co-originador del Plan De Cinco
Días para dejar de fumar.
Miembro Correspondiente de
la Clínica Mayo.
Profesor Visitante de Medicina
Preventiva de la Universidad
Thomas Jefferson.

¿Y SI SE ACABARA LA CARNE?

M. G. Hardinge, M.D., Dr. P.H., Ph. D.
Decano de la Escuela de Salud de la
Universidad de Loma Linda

LOMA LINDA (EP)—Esta es una pregunta oportuna. Con todo consideramos primero otra aún más importante.—¿Cúales son los elementos esenciales de una dieta humana, buena y constante?

Una dieta apropiada para el buen mantenimiento de la salud debe proveer varios nutrimentos — 50 o tal vez más — razonablemente balanceados los unos con los otros. Esto incluye proteínas, grasas, carbohidratos (almidones y azúcares), fibras, minerales, vitaminas y una cantidad adecuada de agua.

No hay ningún alimento que por si solo provea todos los elementos nutritivos y que se pueda considerar indispensable. Cada país y grupo étnico desarrolla su propia

Cont. en la p. 6

LA CARNE

de la p. 5

dieta de acuerdo a los productos de la región, costumbres, preferencias o hasta prejuicios. En la mayoría de los países occidentales donde los alimentos son abundantes, una gran proporción de las cosechas se utilizan en alimentar animales para consumo humano. En países donde los alimentos son más escasos la gente utiliza las cosechas directamente para alimentarse, pues resulta mucho más costoso alimentar a los animales para la pequeña cantidad de carne que se podría obtener.1 Sólo un 5 por ciento de las calorías ingeridas por el ganado es devuelto en forma de carne. Nos preguntamos, ¿por cuánto tiempo podemos continuar en esta forma? Con la rápida disminución de provisiones, la solución del alimento para todo el mundo en el futuro cercano está en la dieta vegetariana. La dieta vegetariana será la solución del problema de la escasez mundial de alimentos.

Si hay alguna duda de que la dieta vegetariana sea completamente adecuada para la nutrición, observemos el aumento demográfico de países donde se usa poca carne. Tomemos por ejemplo, una dieta que consiste mayormente de arroz y habichuelas, como en India; maíz, millo y legumbres como en regiones de Africa, o habichuelas y tortillas de maíz como en Centroamérica.2

En estos países se consume poca carne, no tanto por preferencia como por necesidad. Si tales dietas pueden causar aumento en la fertilidad y por consiguiente en el crecimiento demográfico, no cabe duda que la dieta sin carne es adecuada cuando la variedad de alimentos es mayor y donde la leche y huevos son fáciles de obtener.

No debe sorprendernos que una dieta sin carne es apropiada para el uso humano siendo que es sabido que las plantas producen todos los alimentos básicos. Sólo las plantas tienen la capacidad de extraer elementos de la tierra y del aire para convertirlos en alimentos. Ningún organismo animal puede hacerlo. Sin el alimento de las plantas no existiría ninguna vida animal.

En años recientes se han llevado a cabo numerosos estudios de dietas vegetarianas con el propósito de averiguar su eficacia en términos de la salud humana. Una gran similitud fué encontrada por los Drs. Hardinge y Stare3 entre los alimentos ingeridos por los no vegetarianos y los lacto-ovo-vegetarianos, con la diferencia que el último grupo mencionado no consumía carne. Los que consumieron carne ingerían mayor cantidad de proteínas pero no se encontró ningún beneficio que justifique ese consumo, ya sea en el desarrollo y crecimiento de jóvenes adolescentes. Tampoco se halló gran diferencia de salud entre señoras embarazadas y sus bebés entre mismos grupos.

Es de conocimiento general la longevidad y exuberante salud de los Hunzas. Su dieta se compone básicamente de frutas, nueces, granos, legumbres, vegetales y un poco de leche de cabra. Sólo en ocasiones festivas, y eso una o dos veces al año, consumen carne y ésta sólo de oveja.4 El Dr. Paul Dudley White, reconocido especialista del corazón, examinó 25 hombres de entre ellos, de 90 a 110 años de edad, encontrándolos en excelente estado de salud. Tanto sus funciones cardíacas, como el colesterol en la sangre y su presión sanguínea eran normales aún a tan avanzada edad.

La Segunda Guerra Mundial nos enseñó mucho acerca del valor de las proteínas de las plantas. Observaciones de diferentes grupos étnicos cuya alimentación era vegetariana y los resultados de estudios experimentales, indujo a los nutricionistas de la Universidad de Harvard a asegurar a la población americana que una dieta sin carne no causaría deficiencias en su nutrición. Dijeron: "...mientras este país tenga acceso a una abundancia de calorías y a una variedad de cereales no refinados y legumbres, será difícil que la salud sufra por deficiencias de proteína.5

Además volvieron a asegurar que: "Los cortadores de bosques piensan que tienen que depender de una dieta rica en carne para poder hacer su trabajo, pero esta demanda es tradicional sin apoyo médico para justificar su valor nutritivo".

El Dr. Nevin S. Scrimshaw del Instituto Tecnológico de Massachusetts en Cambridge repasó recientemente el progreso del conocimiento de la nutrición de la proteína.6 Como resultado de estudios hechos en diferentes países sobre el uso de proteínas de diversas plantas, ha llegado a la conclusión que la proteína vegetal, combinadas en la debida proporción, suplen las necesidades humanas, aún en los niños, tan eficientemente como la proteína animal. El dice: "Este hecho nos libera de la idea que sólo encontramos la proteína animal y los animoácidos en los alimentos corrientes." El menciona como alimentos corrientes la leche, la carne, las aves y los huevos. Mirando hacia el futuro el Dr. Scrimshaw predice: "La mayor parte de las necesidades humanas presentes y futuras serán satisfechas por las proteínas que se hallan en las plantas." Entre ellas él enumera las que producen granos de cereales y legumbres (especialmente la habichuela soya, maní y garbanzo), semillas oleaginosas y levanduras.

Un informe del Departemento de Nutrición del Instituto Politécnico del Estado de Virginia, en el año 1972, estableció que no se encontró deficiencia alguna de proteína en un grupo de niñas de 7 a 9 años de edad, alimentadas con una dieta en que las proteínas provenían de cereales y legumbres. La dieta era similar a la de familias de pocos recursos económicos del sur de los Estados Unidos.7

¿Qué sucedería entonces si no consiguiéramos más carne? Una dieta sin carne es totalmente suficiente para satisfacer toda necesidad humana, desde la niñez hasta la vejez, inclusive el alimento adicional que demanda el embarazo y la lactancia. No hay necesidad de temer el día en que los bistecs y chuletas de cerdo tengan que ser reemplazados por la alimentación del futuro—es decir —los productos de la tierra preparados con un poco de leche y probablemente con algunos huevos en una forma apetitosa.

REFERENCIAS:

1. Sure, B.: Improving the nutritive value of cereal grains. J Nutr 50:235, 1953.

2. Jelliffe, D. B.: Child Nutrition in Developing Countries. Public Health Service Publication No. 1822, 1968, pp 17, 28-32.

3. Hardinge, M. G. and Stare, F. J.: Nutritional Studies of Vegetarians. I. Nutritional, physical, and laboratory studies. J Clin Nutr. 2:73, 1954.

4. Toomey, E. G. and White, P. W.: A brief survey of the health of aged Hunzas. Amer Heart J 68:842, 1964.

5. Stare, F J. and Thorn, G. W.: Some medical aspects of protein foods. Amer J Pub Health 33:1444, 1943.

6. Scrimshaw, N. S.: Nature of protein requirements. J Amer Dietet Assoc 54:94, 1969.

7. Abernathy, R. P., Ritchey, S. J., and Gorman, J. C.: Lack of response to amino acid suplements by preadolescent girls. Amer J Clin Nutr 25:980, 1972.

Reconocimientos

Cómo es posible que una patóloga pueda desviarse del campo de la medicina para interesarse en un libro de cocina—definitivamente un asunto de nutrición! Por más de veinticinco años he practicado la patología en el Oriente y en los Estados Unidos. Durante este tiempo me ha impresionado mucho la importancia de una dieta equilibrada en la prevención de enfermedades degenerativas tan comunes en el mundo moderno. Me refiero especialmente a arteriosclerosis, o el endurecimiento de las arterias, con sus efectos no solamente en la aorta (la mayor arteria del cuerpo), pero también en las coronarias (arterias del corazón) y los vasos sanguíneos cerebrales (arterias del cerebro). Es un hecho conocido que los hábitos alimenticios del hombre promedio contribuyen a muchas condiciones patológicas.

Las páginas que dividen las secciones de este libro están llenas de información sobre la nutrición que deben ser bien digeridas. Un cambio en la dieta de su familia resultará en muchos más años de salud y felicidad.

La preparación de este libro de cocina debe su éxito a varias damas y de vez en cuando a un caballero, que han ofrecido recetas que son saludables y sin embargo deliciosas, económicas, nutritivas y vegetarianas. Todas las recetas han sido probadas no solamente por los que contribuyeron la receta, pero también por muchas damas de varias comunidades de New England. Estas son las recetas favoritas usadas por—Louise Anholm, Helen Bond, Frances Crawford, Kathryn Eusey, Jeane Kravig, Ruth Kuester, Rose Lehman, Adele Nelson, Alice Nelson, Frances Read, Joice Rigsby, Retta Snyder, Tanya Stotz, Marvelyn Sturtvant, Donna Toppenberg, Nancy Wall, Cyndee Watts, y Charlene Zeelan.

La señorita Donna Morse, dietista del New England Memorial Hospital; el señor Robert Stotz, director de Salud del New England Memorial Hospital; y el Dr. Glenn Toppenberg, ayudaron en la preparación y compilación del material informativo en las páginas divisorias.

La señora Florence Silver, quien ha conducido clases de cocina vegetariana por los últimos quince años, además de contribuir al libro con sus recetas, ha ayudado en la redacción de este libro en inglés.

Para esta edición en español, estamos agradecidos a la señora Enid Schmidt y la señora Loida Schmidt por la traducción. Agradecemos a la señora Lenora Fuentes por su ayuda técnica. Especialmente le agradecemos al señor Claudio Krieghoff y a su esposa por su valiosa ayuda en la revisión de esta edición en español.

Agradecemos al Dr. J. Wayne McFarland, uno de los originadores del Plan De Cinco Días para dejar de fumar, por el prólogo; y al Dr. G. Mervyn Hardinge, decano de la Escuela de Salud de la Universidad de Loma Linda, muy conocido nutricionista especialmente en el ramo de vegetarianismo, y editor de la revista Life and Health, por su oportuno artículo.

Ethel R. Nelson, Patóloga
New England Memorial Hospital
Stoneham, Massachusetts

PROTEINAS, PERLAS DE LA ALIMENTACION

¿Qué cantidad de proteínas se recomienda para cada día?[1]

- Mujeres   44-46   gramos
- Hombres   52-56   gramos
- Niños   23-36   gramos (aumentando de acuerdo a la edad)

¿Qué función desempeñan las proteínas en el cuerpo?

- Construyen y reparan los tejidos
- Son productores de energia cuando faltan grasas y carbohidratos

¿Qué son las proteínas?

- Las proteinas se componen de aminoácidos
- Los aminoácidos que no se forman en el organismo humano o de animales son llamados aminoácidos básicos
- Los aminoácidos básicos provienen de las plantas y los necesitamos en nuestra dieta diaria

¿Qué alimentos son fuentes aceptables de proteínas?

ORIGEN ANIMAL
- Carnes
- Aves
- Pescado
- Huevos
- Leche
- Queso

ORIGEN VEGETAL
- Legumbres (habichuelas, guisantes, lentejas, garbanzos, habichuelas soya, etc.)
- Nueces (almendras, avellanas, cajuil o cashews, etc.)
- Granos enteros (especialmente mezclados)

¿Son adecuadas para el cuerpo las proteínas que proporcionan las plantas?

- Las plantas contienen cantidades variadas de proteinas
- Usando una buena variedad de plantas, se obtiene un conjunto completo de aminoácidos siempre que se consuma una cantidad adecuada
- Por ejemplo: cualquier grano con cualquier legumbre constituye una proteína adecuada

¿Necesita un lacto-ovo-vegetariano calcular continuamente lo que debe comer?

- No es el contenido de aminoácidos de cierta proteína lo imprescindible...
- Sino la cantidad total de aminoácidos que provee una comida
- SI LA DIETA CONTIENE CALORIAS NUTRITIVAS ADECUADAS Y SE ABSTIENE DE ALIMENTOS REFINADOS, LA CANTIDAD DE PROTEINAS ES GENERALMENTE APROPIADA [2]

PROTEINAS

LEGUMBRES . . GRANOS . . NUECES

¿Qué ventajas tienen las legumbres?

- Alto nivel de proteinas
- Son relativamente baratas
- Una libra de habichuelas da aproximadamente 10 prociones de 1/2 taza cada una
- Son una rica fuente de Vitamina B_1
- Son una rica fuente de hierro y fósforo
- Y una buena fuente de alimento fibroso

Sugerencias útiles de como cocinar habichuelas y guisantes...[3]

- Poniéndolas a remojar durante la noche abrevia el tiempo de cocción
- Mientras se las remoja deben mantenerse en un lugar fresco para que no se fermenten
- Debe cocinar las habichuelas en el mismo agua en que se las ha remojado
- Agrégueles la sal cuando ya están blandas, siendo que la sal las endurece

Usos variados de legumbres...

- Sopas ● Croquetas ● Asados ● Guisos ● Vegetales ● Ensaladas
- Se pueden servir con arroz o pan — estos son ejemplos de cómo mezclar y combinar las proteínas

¿Qué planta es un ejemplo de proteína concentrada?

- LA HABICHUELA SOYA

¿Por qué es la habichuela soya única en su especie?

- Una cuerda de terreno plantado con habichuelas soya puede producir 10 veces más proteínas de lo que produce la carne de animales pastando en la misma cantidad de terreno[4]
- La producción de 1 libra de carne cuesta 4 veces más que producir una libra de habichuelas soya
- Son una excelente fuente de Tiamina (Vitamina B_1)
- Agregando harina de soya al pan integral lo hace una proteína complete además de hacerlo más húmedo y suave
- Se pueden sustituir los huevos en algunas recetas por harina de soya por sus propiedades de ligar
- La leche soya es un excelente sustituto de leche de vaca para prevenir alergias infantiles

Referencias:

1. Food and Nutrition Board, National Academy of Sciences—National Research Council Recommended Daily Dietary Allowances, Revised 1973
2. Register, U. D., Chairman, Department of Nutrition, Loma Linda University
3. U. S. Dept. of Agriculture Bulletin No. 326, pg. 6 & 7
4. The Story Behind Those Meatless "Meats", Popular Science, Oct. 1972

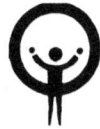

Legumbres - Nueces - Granos

ASADO DE NUECES

213 Cal. por porción

2 Cdas. de margarina

DERRITA en una sartén.

1 cebolla pequeña, picada
1 taza de apio picado

AGREGUE a la margarina y fría por unos minutos.

1 cdta. de sal
3/4 taza de leche

AGREGUE y retire del fuego.

1/2 taza de nueces picadas
1 taza de migas de pan
  integral
1/4 taza de perejil picado
2 huevos batidos
1/2 cdta. de salvia (sage)

AGREGUE estos ingredientes y mezcle bien. Hornéelo en un molde engrasado por 45 minutos a 350°.

Da 6 porciones

ASADO DE NUECES Y LENTEJAS

299 Cal. por porción

1 taza de lentejas crudas

COCINELAS hasta que estén blandas y absorban el liquido.

1 huevo batido

AGREGUE a las lentejas.

1/2 taza de cashews o
  cualquier otra nuez

PIQUELAS bien pequeñas o muélalas. Agregue a las lentejas.

1 lata de 13 oz. de leche
  evaporada
1/4 taza de aceite de oliva
1-1/2 tazas de hojuelas de
  maiz
1/2 cdta. de salvia (sage)
1/2 cdta. de sal

AGREGUE estos ingredientes a las lentejas y mezcle bien. Vierta en un molde engrasado y hornéelo por 45 minutos a 350°.

Da 6 porciones

ASADO DE GRAPE NUTS

279 Cal. por porción

2 huevos

BATALOS.

1 taza de Grape Nuts
  (cereal de Post)
1/2 taza de leche
1 cdta. de sal
3/4 taza de nueces picadas
1 Cda. de cebolla picada
1 taza de apio picado
2 Cdas. de margarina

AGREGUE estos ingredientes a los huevos batidos y déjelos reposar por unos 20 minutos. Vierta en un molde engrasado y hornéelo por 40 minutos a 350°.

Da 6 porciones

ASADO DE HABICHUELAS COLORADAS   332 Cal. por porción

1 cebolla medina picada
2 Cdas. de aceite

DORE la cebolla en el aceite.

2 tazas de habichuelas
  coloradas cocidas
1 taza de migas de pan
2 huevos batidos
2 tazas de queso rallado
1 Cda. de catsup de tomate

MAJE las habichuelas y agregue al resto
de los ingredientes en el orden dado.
Vierta en un molde engrasado y hornéelo
por 40 minutos a 350°.

Da 6 porciones

ASADO DE ZANAHORIAS Y MANI   310 Cal. por porción

3 tazas de zanahorias
1 cebolla mediana picada

PIQUELAS.

1/2 taza de migas de pan
2 tazas de leche
1 taza de tomates
  enlatados condi-
  mentados
1 cdta. de salvia (sage)
2 Cdas. de margarina
  derretida
1 taza de mantequilla de
  maní
2 huevos batidos
1 cdta. de sal

MEZCLE el resto de los ingredientes en el
orden dado. Vierta en un molde engrasado
y hornéelo por 1 hora a 350°.

Da 8 porciones

ASADO DE GARBANZO   150 Cal. por porción

1 taza de garbanzos
  cocidos
1 cebolla picada
1/4 de taza de pimientos
  verdes, o apio, u hongos
  picados
2 huevos
1/2 taza de sopa de tomate
  o leche
1 cdta. de Accent
1/2 cdta. de sal

MAJE los garbanzos y mezcle con el resto
de los ingredientes. Vierta en un molde
engrasado y hornéelo por 45 minutos
a 350°.

Da 4 porciones

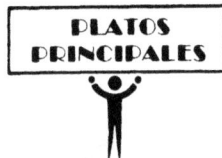

ASADO DE PIMIENTO Y QUESO

288 Cal. por porción

3 pimientos rojos picados
1/2 lb. de queso crema
1 huevo
2 tazas de habas cocidas
  majadas
4 Cdas. de cebolla picada
2 Cdas. de perejil picado
1 cdta. de sal
3/4 taza de migas de pan
Da 6 porciones

MEZCLE todos los ingredientes. Déle forma y salpique un poco de migas de pan por encima. Hornéelo por 1 hora a 350°.

ASADO DE ESPARRAGOS

143 Cal. por porción

1/2 taza de migas de
  galleta

2 tazas de espárragos
  cocidos y escurridos

1 taza de leche
2 huevos ligeramente
  batidos
2 Cdas. de margarina
1 cdta. de sal
1 cdta. de cebolla rallada
Da 6 porciones

APLASTE las galletas hasta que estén hechas migas.

CORTE los espárragos en pedazos de 1" de largo.

MEZCLE todos los ingredientes. Vierta en un molde engrasado y hornéelo por 50 minutos a 350°. Sirva con 2 tazas de salsa blanca y 1/2 taza de perejil picado.

"HAMBURGERS" DE AVENA

115 Cal. por porción

1 taza de avena cruda
1 cdta. de sal
1 cdta. de salvia (sage)

1 cebolla mediana
3 huevos

MEZCLE estos tres ingredientes en una fuente.

PIQUE bien la cebolla y agregue a la avena. Bata bien los huevos hasta que estén espesos y amarillos. Agréguelos a la avena rápidamente. Fría los "hamburgers" en aceite caliente hasta que estén dorados por ambos lados. Colóquelos en una fuente de hornear con salsa de tomate y hongos; como la Franco-American. Si prefiere prepare su propia salsa mezclando una lata de salsa de hongos con una lata de salsa de tomate. Cocínela a fuego lento por 20-30 minutos. Es deliciosa fría o caliente. Otra salsa también deliciosa se prepara con 1 taza de agua caliente y 1 Cda. de Vegex. Cocine los "hamburgers" en esta salsa hasta que absorban el líquido.

Da 6 porciones

CROQUETAS DE LENTEJAS

96 Cal. por cada croqueta

1/ 2 lb. de lentejas crudas
1 cebolla mediana picada
1 cdta. de sal o a su gusto

COCINE las lentejas hasta que estén blandas y hayan absorbido casi todo el líquido. Vigile mientras se cocinan y agregue más agua si es necesario. Maje las lentejas dejando algunas enteras. Esto será más fácil si lo hace en una mezcladora eléctrica.

4-6 rodajas de pan no muy
. fresco partido en cubitos
   de 1/ 2"
1-2 huevos

COMIENCE agregando 4 rodajas de pan y 1 huevo a las lentejas majadas. La mezcla debe tener la consistencia para resbalar de la cuchara a la sartén. Tal vez necesite agregar más pan y huevo para obtener la consistencia deseada. Fría una croqueta en aceite para ver si no se rompe. Si se rompe agregue otro huevo y un poco de más pan. Fría el resto de las croquetas. Estas croquetas son deliciosas, la proteína es completa y son muy económicas. Sírvalas con la siguiente salsa.

Da 15 croquetas

SALSA DE TOMATE

7 Cal. por Cda.

2-1/ 2 tazas de tomates
   cocidos
1 Cda. de azúcar
1 cdta. de sal
3 Cdas. de maicena
   disuelta en
3 Cdas. de agua

COCINE y deje hervir espesando a su gusto con la maicena.

Da 10 porciones

CROQUETAS DE AVENA Y NUECES

209 Cal. por cada croqueta

2 huevos
1 taza de avena cruda
1 taza de nueces molidas
1/ 4 taza de leche evaporada
1 cebolla mediana picada
1 cdta. de sal
salvia (sage), opcional
1 Cda. de salsa soya

BATA los huevos y agregue al resto de los ingredientes. Con una cuchara deje caer la mezcla al aceite caliente y dórelas por ambos lados. Cúbralas con salsa, tal como una lata de sopa de hongos y 1/2 taza de agua, o puede usar salsa de tomate. Cocine a fuego lento por 1/2 hora u hornéelas hasta que estén bien calientes.

Da 6 porciones

ASADO DE MANI AL VAPOR

263 Cal. por porción

1 taza de mantequilla de
  maní
1 taza de harina
1 cdta. de sal
1 cdta. de salvia (sage)
1 lata de 10 oz. de sopa de
  tomate
2 tazas de agua
1 huevo
1 cebolla pequeña picada
  (opcional)

Da 8 porciones

MEZCLE bien todos los ingredientes. Puede hacerlo en una liquadora. Vierta la mezcla en un molde redondo o en una lata y cocine al vapor sobre una olla con agua hirviendo hasta que esté firme, alrededor de 1 hora. Córtelo en rebanadas. Puede servirlo caliente o frío.

CROQUETAS DE AVENA Y HONGOS

212 Cal. por porción

1 papa pequeña rallada
2 huevos
1 taza de avena cruda

MEZCLE bien estos ingredientes y déjelos reposar por un rato para que la avena absorba la humedad.

1 lata de 4 oz. de hongos
  picados
1 sobre de sopa de cebolla
2 Cdas. de aceite
1/2 cdta. de albahaca
  (basil)
1 cdta. de Accent

ESCURRA los hongos y guarde el líquido. Agregue a la mezcla de avena y forme las croquetas. Fríalas en aceite caliente hasta dorarlas. Colóquelas en una fuente engrasada.

1 lata de 10 oz. de sopa de
  hongos y el líquido de
  los hongos con 1/2 taza
  de agua
1 Cda. de salsa soya
1 Cda. de aceite

MEZCLE estos ingredientes para preparar una salsa y agréguela a las croquetas. Hornéelas por 30 minutos a 350°.

Da 6 porciones

IMITACION A PESCADO

122 Cal. por porción

1 cabeza pequeña de
  coliflor
sal a gusto

COCINE la coliflor y májela. Después de majada debe proporcionar 2 tazas.

2 huevos batidos
1/2 taza de migas de pan

AGREGUE las migas de pan y los huevos batidos a la coliflor. Fría la mezcla por cucharadas o póngalas sobre una fuente de hornear y hornéelas por 20 minutos a 350°.

Da 6 porciones

PIMIENTOS RELLENOS

258 Cal. por porción

6 pimientos grandes

CORTE los pimientos por la mitad a lo largo y saque todas las semillas. Cúbralos con agua bien caliente por 10 minutos. Sáquelos del agua y escúrralos bien.

1 taza de arroz sin lavar

TUESTE el arroz sobre una sartén seca a fuego alto, revolviendo constantemente hasta que esté doradito.

2 tazas de agua fría
2 sobres de G. Washington Broth
1/3 taza de cebolla deshidratada

AGREGUE al arroz de la sartén y déjelo hervir. Tápelo y déjelo cocinar a fuego lento por 20-25 minutos.

1 taza de nueces molidas
1 taza de requesón
1 taza de Kellog's Special K
2 huevos
1/2 taza de leche evaporada
2 Cdas. de McKay's Chicken Style Seasoning
1/4 taza de margarina derretida

MEZCLE bien estos ingredientes y déjelos reposar mientras se cocina el arroz. Cuando el arroz esté cocido agréguelos al arroz. Coloque los pimientos en una fuente de vidrio para hornear. Rellene los pimientos con el arroz y salpíquelos con migas de pan condimentadas.

2 latas de 10 oz. de sopa de tomate
1 lata de agua

MEZCLE bien la sopa con el agua o use salsa de tomate alrededor de los pimientos. Hornéelos por 40-50 minutos a 350°.

Da 12 porciones

CROQUETAS DE REQUESON

217 Cal. por porción

1 taza de requesón
1 taza de migas de pan
1 taza de nueces molidas
3 huevos
1/4 cdta. de salvia (sage)
1/4 cdta. del sal
1 cebolla bien picada

MEZCLE bien todos los ingredientes. Forme las croquetas y fríalas en seguida. Coloque las croquetas en una fuente honda para hornear.

1 lata de 10 oz. de sopa de hongos
1 lata de agua

DILUYA la sopa con el agua, o use su salsa favorita. Vierta sobre las croquetas y hornéelas por 20 minutos a 350°.

VARIACION: Puede sustituir el requesón por 1 paquete de 3 oz. de queso crema.

Da 10 porciones

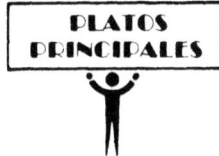

PIMIENTOS RELLENOS

258 Cal. por porción

6 pimientos grandes

CORTE los pimientos por la mitad a lo largo y saque todas las semillas. Cúbralos con agua bien caliente por 10 minutos. Sáquelos del agua y escúrralos bien.

1 taza de arroz sin lavar

TUESTE el arroz sobre una sartén seca a fuego alto, revolviendo constantemente hasta que esté doradito.

2 tazas de agua fría
2 sobres de G. Washington Broth
1/3 taza de cebolla deshidratada

AGREGUE al arroz de la sartén y déjelo hervir. Tápelo y déjelo cocinar a fuego lento por 20-25 minutos.

1 taza de nueces molidas
1 taza de requesón
1 taza de Kellog's Special K
2 huevos
1/2 taza de leche evaporada
2 Cdas. de McKay's Chicken Style Seasoning
1/4 taza de margarina derretida

MEZCLE bien estos ingredientes y déjelos reposar mientras se cocina el arroz. Cuando el arroz esté cocido agréguelos al arroz. Coloque los pimientos en una fuente de vidrio para hornear. Rellene los pimientos con el arroz y salpíquelos con migas de pan condimentadas.

2 latas de 10 oz. de sopa de tomate
1 lata de agua

MEZCLE bien la sopa con el agua o use salsa de tomate alrededor de los pimientos. Hornéelos por 40-50 minutos a 350°.

Da 12 porciones

CROQUETAS DE REQUESON

217 Cal. por porción

1 taza de requesón
1 taza de migas de pan
1 taza de nueces molidas
3 huevos
1/4 cdta. de salvia (sage)
1/4 cdta. del sal
1 cebolla bien picada

MEZCLE bien todos los ingredientes. Forme las croquetas y fríalas en seguida. Coloque las croquetas en una fuente honda para hornear.

1 lata de 10 oz. de sopa de hongos
1 lata de agua

DILUYA la sopa con el agua, o use su salsa favorita. Vierta sobre las croquetas y hornéelas por 20 minutos a 350°.

VARIACION: Puede sustituir el requesón por 1 paquete de 3 oz. de queso crema.

Da 10 porciones

PAI DE PAPAS Y HONGOS

327 Cal. por porción

4 tazas de papas picadas
4 zanahorias picadas
2 tallos de apio picados

HIERVA estos vegetales en agua con sal a gusto hasta que estén apenas cocidos. Reserve el agua.

2 huevos
2 Cdas. de aceite

MIENTRAS los vegetales hierven, prepare los huevos revueltos.

1 cebolla mediana
1/2 taza de hongos

PIQUE bien los huevos revueltos y agregue la cebolla y los hongos.

2 Cdas. de harina
sal a gusto
1 Cda. de McKay's Chicken
   Style Seasoning

AGREGUE la harina, la sal y el condimento de pollo a los huevos.

3 tazas del agua donde
   hirvieron los vegetales

MEZCLE el agua con el resto de los ingredientes y revuelva hasta que espese. Agregue más agua si es necesario. Mezcle los vegetales con la salsa y viértalos en una fuente de hornear. Cúbralos con corteza para pai de germen de trigo y hornéelo a 400° hasta que la corteza esté dorada.

Da 6 porciones

CORTEZA PARA PAI DE GERMEN DE TRIGO

1-1/2 tazas de harina
   cernida
2 Cdas. de germen de trigo
1/2 cdta. de sal

MEZCLE los ingredientes secos.

1/2 taza de manteca
   vegetal

CORTE con dos cuchillos la manteca vegetal con la harina hasta que la harina esté hecha pedazos.

3 Cdas. de agua fría

AGREGUE y amase hasta que todo esté unido. Estire la masa al tamaño deseado.

ASADO DE CEREAL

227 Cal. por porción

1 lb. de requesón
2 huevos batidos
2-1/2 tazas de Kellog's
   Special K
1 cebolla picada
1/4 taza de nueces picadas
1-1/2 sobres de G. Wash-
   ington Broth
1/4 taza de aceite o
   margarina derretida

MEZCLE todos los ingredientes y viértalos en una fuente de cristal 8" x 8". Hornée, cubierta por 45 minutos y descubierta por 30 minutos más, a 325°.

Da 6 porciones

SUSTITUTOS DE LA CARNE

Enlatados...Deshidratados...Congelados...

¿Qué alimentos pueden usarse en lugar de la carne?

- Productos de gluten—hechos con gluten de harina de trigo
- Productos de habichuelas soya
- Productos de nueces

¿De dónde provienen?

- El gluten y los productos de soya han sido usados en la China por muchos años
- La consistencia de la fibra de proteína vegetal se desarrolló por un proceso que tuvo su origen con Boyer, un ingeniero químico que trabajaba con Henry Ford
- A las habichuelas soya se las procesa a un 90% de proteína, y a la soya líquida se le da una consistencia fibrosa que imita las fibras de la carne
- Al agregarle diferentes sabores, color y nutrimiento, y al cortarlo, formarlo y cocinarlo, se obtiene un producto parecido a la carne

¿Qué ventajas tienen las proteínas vegetales disponibles en el mercado?

- Poca grasa, grasas no saturadas
- Nada de colesterol
- 40-50% menos calorías que la carne comparando con la misma cantidad de gramos de proteínas[2]
- Se puede guardar por mucho más tiempo
- De fácil preparación—algunas con solo calentarlas están listas
- Se las puede usar para reemplazar la carne en recetas favoritas
- No se reducen al prepararlas
- Más baratas que la carne
- Mayor variedad en la dieta

PLATOS PRINCIPALES

PRODUCTOS COMERCIALES

Sustitutos de la carne disponibles en el mercado

Similares a la carne	Worthington Foods Worthington, Ohio 43085	Loma Linda Foods Arlington, Calif. 92503
ENLATADOS		
Bistec	Cutlets	Dinner Cuts
Salchichas	Vejalinks	Linketts
	Saucettes / Prosage	Little Links / Vegelona
Hamburger	Choplet Burger / Veg. Burger	Vegeburger
Hamburger deshidratado	Granburger	Rediburger
Scallops	Vegetable Skallops	Tender Bits
Albóndigas	Nonmeat Balls	Tender Rounds
Carne de res	Sliced Beef Style	
	Diced Beef Style	
Pollo	Sliced Chicken Style	
	Diced Chicken Style	
Jamón	Worthington 209	
	Wham	
Habichuelas Chili	Chili	Chili
Aderezo para emparedados	Sandwich Spread	Sandwich Spread
	Protose	Proteena
	Numete	Nuteena

DESHIDRATADOS

Asado de carne	Granburger	Vita-Burger

DeHaan Foods, Inc.
19810 Laytonsville Road
Gathersburg, Maryland
20760

CONGELADOS		
Tocino	Stripples	Chicken & Dressing
Pollo	Chi-ketts	Chicken Croquettes
	Croquettes	
	Chicken Style Pie	
Carne de res	Beef Style Pie	
	Corned Beef Style Slices	
	Smoked Beef Style Slices	
	Salisbury Steak Style	Rancho Burgers
		Vegeburger Patties
Hamburger	Fri Pats	Burger Pie
Misceláneo	Smoked Turkey Style Slices	Cashew-nut patties
	Wham	Fish Sticks
	Prosage	Italian Cheese Balls
		Noodle Casserole
		Eggrolls
		Sweet Sour Sauce

Referencias:

1. Hellman, Hal., The Story Behind Those Meatless Meats, Popular Science, Oct. 1972

2. Scharffenberg, J. A., How Healthy Are Health Foods? Special Topics in Nutrition. II

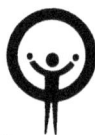

Productos Que Sustituyen La Carne

ASADO DE VEGEBURGER

329 Cal. por porción

1 lata de 20 oz. de
Vegeburger *
1 taza de avena cruda
1 taza de migas de pan
1 taza de nueces molidas
1 cebolla rallada
1 lata de 10 oz. de sopa de
hongos
ajo y sal a gusto

MEZCLE todos los ingredientes y forme un rollo. Póngalo en un molde bien engrasado.

2 Cdas. de agua
2 Cdas. de aceite
Da 8 porciones

MEZCLE el agua y el aceite y unte el rollo. Hornéelo hasta que esté dorado y firme a 350°.

ASADO FESTIVO

308 Cal. por porción

1/4 taza de margarina
1 cebolla mediana

FRIA ligeramente en la margarina.

1 sobre de G. Washington
Broth
1 cdta. de McKay's Chicken
Style Seasoning

AGREGUE el caldo y el condimento de pollo.

1/2 taza de nueces picadas
3 huevos
1/4 taza de leche
2 tazas de requesón
2-1/2 tazas de Kellog's
Special K
1 lata de 13 oz. de
Soyameat Chicken Style,
picada
Da 8 porciones

MEZCLE con el resto de los ingredientes. Vierta en un molde engrasado y hornéelo por 1-1-1/2 horas a 350°.

ASADO DE VEGEBURGER Y NUECES

270 Cal. por porción

1 lata de 20 oz. de
Vegeburger *
1 taza de nueces picadas
1 cebolla rallada
1/4 taza de aceite
3/4 taza de avena cruda

MEZCLE los ingredientes. Forme un rollo y póngalo en un molde engrasado.

3 hojas de laurel

COLOQUE las hojas de laurel sobre el rollo.

2 tazas de agua hirviendo
1-1/2 cdtas. de Savorex

CUBRA el rollo con el agua hirviendo al cual se la ha agregado el Savorex. Hornéelo cubierto por 30 minutos a 425° y por 1 hora más a 325°. Destápelo por unos minutos para que se dore.

Da 8 porciones
* Vea la p. 61

ASADO RAPIDO DE VEGEBURGER
165 Cal. por porción

1 lata de Vegeburger o
2 tazas de gluten
molido *
2 Cdas. de harina
1/2 sobre de sopa de
cebolla

MEZCLE bien los ingredientes. Debe asegurarse de que la sopa de cebolla esté bien mezclada antes de usar la cantidad indicada.

1/2 taza de leche evaporada

Da 6 porciones

AGREGUE la leche y mezcle bien. Vierta en un molde engrasado y hornéelo por 45 minutos a 350°.

ASADO DE VITA-BURGER
(fotografiado en la cubierta)
186 Cal. por porción

1 taza de Vita-Burger
1 taza de agua caliente

MEZCLE y déjelo reposar por 10 minutos.

1 papa mediana

PELE la papa y rállela en el Vita-Burger.

1 cebolla mediana picada
2 Cdas. de aceite

FRIA la cebolla ligeramente y agregue al Vita-Burger.

3 huevos
1/2 taza de nueces molidas
1/4 taza de germen de trigo
Da 8 porciones

AGREGUE al Vita-Burger y mezcle. Vierta en un molde engrasado y hornéelo por 40 minutos a 350°. Sáquelo del molde y sirva con salsa de tomate.

ASADO VEGETARIANO
240 Cal. por porción

2 Cdas. de aceite
1 cebolla pequeña picada

FRIA la cebolla ligeramente.

1/4 taza de perejil picado
1 taza de apio picado
1/2 taza de Vegetarian
Burger o gluten molido *

AGREGUE a la cebolla y revuelva bien.

1 sobre de G. Washington
Broth
1/2 cdta. de sal
1-1/4 tazas de leche

AGREGUE y mezcle bien.

1/2 taza de nueces picadas
1 taza de migas de pan
integral
2 Cdas. de harina soya

Da 6 porciones

MEZCLE bien con el resto de los ingredientes. Vierta en un molde engrasado. Hornéelo por 25 minutos a 375°. Sáquelo del horno, revuelva bien el asado y vuelva a ponerlo en el horno por 20 minutos más hasta que esté bien dorado.

*   Vea la p. 61

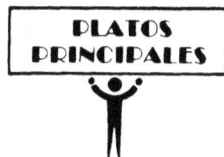

ASADO DE CHOPLETS   337 Cal. por porción

1 lata de 20 oz. de choplets
1 taza de nueces
1 cebolla
1-1/2 tazas de migas de
   pan

MUELA todo junto.

1/4 taza de aceite
3 huevos

AGREGUE a los ingredientes molidos y mezcle. Vierta en un molde engrasado y hornéelo por 45 minutos a 350°.

Da 8 porciones

"TUNA"

1 lata de 13 oz. de Worthington Soyameat Fried
   Chicken Style

ESCURRA y ralle medio grueso.

1 lata pequeña de Tartex
1 cebolla pequeña
   bien picadita
1/2 taza de apio bien
   picado
1/2 taza de mayonesa

MEZCLE. Agregue sal si es necesario.

ASADO DE "SALMON"

Use la receta para "Tuna" agregando 1 taza de migas de pan y 1 cdta. de paprika. Apriételo en un molde de pan bien engrasado y hornéelo por 45 minutos a 350°.

ASADO DE VEGEBURGER Y CASHEWS   348 Cal. por porción

1 lata de 20 oz. de Vege-
   burger o gluten molido *
1 taza de apio picado
1 taza de cashews picados
1/2 taza de arroz integral
   cocido
2 latas de 10 oz. de sopa de
   hongos
1/2 taza de agua
1/4 taza de aceite

MEZCLE todos los ingredientes. Vierta en un molde engrasado y hornéelo por 1 hora a 350°.

Da 8 porciones

* Vea la p. 61

— 23 —

ASADO DE ZUCCHINI

289 Cal. por porción

1-1/2 lbs. de calabaza zucchini (apr. 6 tazas)

CORTE el zucchini en rebanadas y hiérvalo por 2-3 minutos. Escúrralo bien. Ponga la mitad en una fuente rectangular.

1 lata de 20 oz. de Vege-burger *
1 cebolla mediana picada
1/4 taza de aceite

FRIA el Vegeburger y la cebolla para dorarlos. Vierta sobre el zucchini en la fuente.

1 taza de arroz instantáneo
1 cdta. de sal de ajo
1 cdta. de orégano

ESPARZA el arroz sobre el Vegeburger y salpique con la sal de ajo y el orégano.

2 tazas de requesón

PONGA una capa de requesón sobre el arroz y cúbralo con el zucchini sobrante.

1 lata de 10 oz. de sopa de hongos

DISTRIBUYA sobre el zucchini.

1 taza de queso rallado
Da 10 porciones

SALPIQUELO. Hornée por 35-40 minutos a 300°.

"CARNE" EN CREMA

186 Cal. por porción

4 oz. de Beef Style Soya-meat

CORTELA o despedácela.

4 Cdas. de aceite

FRIA la carne soya en el aceite hasta que está dorada.

3 Cdas. de harina

AGREGUE y mezcle bien.

2 tazas de leche

AGREGUE gradualmente, revolviendo constantemente. Cocine y revuelva a fuego mediano hasta que espese. Puede servirla sobre tostadas.

Da 6 porciones

MACARRONES AL HORNO

230 Cal. por porción

3-1/2 - 4 tazas de macar-rones cocidos
2 tazas de requesón
2 tazas de salsa de tomate Italiana (vea la p. 32)
1/2 taza de aceitunas picadas
1 taza de Vegeburger o gluten molido, opcional*

MEZCLE los ingredientes en una fuente de hornear. Puede prepararse horas antes de ser horneado o el día anterior, siempre y cuando se mantenga refrigerado. Hornée por 1 hora a 350°. Puede ser horneada en seguida después de haberse preparado por 45 minutos.

Da 6 porciones

VARIACION: Puede sustituir el requesón con Tortilla Soya en la p. 115.

*   Vea la p. 61

ASADO DELICIOSO

190 Cal. por porción

2 tazas de arroz cocido
2 tazas de Soyameat
Chicken Style picado
1 taza de leche
1 lata de 10 oz. de sopa de
hongos
1/2 taza de "mayonesa"
soya
1/2 cdta. de sal

MEZCLE los primeros 6 ingredientes.

1 taza de apio picado
1/2 taza de cebolla picada
1 lata de 4 oz. de hongos

FRIA ligeramente en una sartén y agregue a lo anterior. Vierta en un molde engrasado.

1/4 taza de almendras
cortadas a lo largo
paprika

ESPARZA las almedras sobre del asado y salpíquelo con paprika. Hornéelo por 40 minutos a 350°.

Da 10 porciones

ASADO DE ARROZ

288 Cal. por porción

1 taza de arroz crudo

TUESTE el arroz en una sartén hasta que esté ligeramente dorado.

1 cebolla picada
1 lata de 4 oz. de hongos
picados
1 lata de 16 oz. de
Vegeburger *
4 Cdas. de aceite

DORE estos ingredientes en el aceite.

1 lata de 10 oz. de sopa de
hongos
4 tazas de agua
1/2 cdta. de sal
1/2 cdta. de sal condi-
mentada

AGREGUE el resto de los ingredientes y mezcle bien. Vierta en una fuente engrasada y hornéela por 1 hora a 350°.

Da 8 Porciones

ASADO DE ALMENDRAS

360 Cal. por porción

1 lata de 13 oz. de
Soyameat Chicken Style,
picado
2 tazas de apio picado
1/2 taza de almendras
cortadas a lo largo
1/2 cdta. de sal
2 Cdas. de cebolla rallada
1 taza de "mayonesa" soya
2 Cdas. de jugo de limón
1 lata grande de fideos
chinos

MEZCLE. Vierta en una fuente de hornear.

1 taza de queso rallado

SALPIQUE el queso rallado sobre el asado. Hornéelo por 10-15 minutos a 450°.

Da 6 porciones

* Vea la p. 61

— 25 —

ARROZ CON "POLLO" AL HORNO

302 Cal. por porción

1 cebolla mediana picada
1 taza de apio picado
1 taza de arroz crudo
1 taza de Soyameat
  Chicken Style picado
1 taza de zanahorias
  picadas

MEZCLE estos ingredientes en una fuente.

1/3 taza de aceite
1 cdta. de Vegex
2 tazas de agua
3 sobres de G. Washington
  Broth
1 lata de sopa de hongos
Da 6 porciones

MEZCLE en una olla y déjelos cocinar por 3 minutos. Vierta sobre los ingredientes en la fuente y mezcle cuidadosamente. Hornéelo por 1 hora a 350°.

NIÑOS ENVUELTOS

331 Cal. por porción

1 taza de arroz
1-1/2 tazas de agua
1 cdta. de sal

COCINE.

3/4 taza de migas de pan
1/2 taza de Brewer's Yeast
2 Cdas. de salsa soya
1/2 taza de avena cruda
1 lata de 20 oz. Vegeburger

MEZCLE estos ingredientes hasta que estén bien unidos. El Vegeburger puede ser sustituido por queso rallado, huevos duros picados o nueces picadas.

1 diente de ajo picado
1/4 taza de aceite

1 cabeza de repollo

MARCHITE las hojas del repollo hasta que sea fácil separarlas. Esto se hace cortando el centro del repollo y colocándolo sobre vapor. Separe las hojas. Ponga en cada hoja 2-3 Cdas. del relleno. Forme un pastelito y pínchelo con un palillito de dientes.

1 sobre de sopa de cebolla
5 tazas de agua caliente

MEZCLE el polvo de sopa y el agua para preparar un caldo. Viértalo sobre los pastelitos de repollo en una sartén eléctrica o póngalos en una fuente y hornéelos a 350°. Cuando hayan absorbido casi todo el caldo, agregue salsa de tomate u hongos y déjelos cocinar por 10 minutos más.

Da 8 porciones

GUISO DE "POLLO"

206 Cal. por porción

2 zanahorias picadas
1/2 cebolla picada
1/2 taza de cashews
5 rodajas de Soyameat
  Chicken Style picado
McKay's Chicken Season-
  ing a gusto
Da 4 porciones

MEZCLE los ingredientes en una olla. Cúbralos con agua y cocine a fuego lento por 1 hora. Antes de servir este guiso, espéselo con maicena.

* Vea la p. 61

PAI VEGETARIANO

226 Cal. por porción

1 papa cortada en cubitos
2 zanahorias cortadas en rebanadas
1 tallo de apio picado
1/4 taza de cebolla picada
1/4 taza de habas
1 cdta. de sal

COCINE los vegetales en 1/4 taza de agua hasta que estén apenas tiernos.

1 lata de 13 oz. de Soya-meat Chicken Style picado
1 lata de 10 oz. de sopa de hongos

AGREGUE el pollo vegetal incluyendo el liquido y la sopa de hongos. Vierta en un molde para pai de 9". Cúbralo con corteza para pai. Hornéelo por 30 minutos a 425°. También puede agregar pequeñas cantidades de otros vegetales.

1/2 receta de corteza para pai

CUBRA los vegetales con la corteza.

Da 8 porciones

TOMATES RELLENOS

202 Cal. por porción

8 tomates medianos

SAQUE la pulpa a los tomates y escúrralos bien. Pique bien la pulpa.

1/2 taza de Vegetarian Burger o gluten molido *
1-1/2 tazas de arroz integral cocido
1 cebolla pequeña picada
1/2 cdta. de sal
1 Cda. de aceite de oliva

MEZCLE todos los ingredientes con la pulpa del tomate. Rellene los tomates. Hornéelos por 30 minutos a 350°.

Da 8 porciones

VARACION: Esta receta puede usarla para rellenar pimientos o cebollas, usando 1 taza de salsa de tomate en vez de la pulpa.

CROQUETAS DE NUECES

185 Cal. por porción

1 cebolla pequeña picada
1/2 taza de apio picado
1 lata de 4 oz. de hongos picados
1 taza de Vegebits picados*

DORE estos ingredientes en un poco de aceite.

1 taza de nueces picadas
2 tazas de arroz cocido
1/2 taza de Pepperidge Farm Herb Seasoned Stuffing
1/2 lata de 10 oz. de sopa de hongos
3 Cdas. de harina
1 cdta. de salsa soya

MEZCLE todos los ingredientes y forme las croquetas. Páselas por migas de pan. Póngalas en un molde engrasado y hornéelas por 20-30 minutos a 350°. Sírvalas con su salsa favorita.

Da 10 porciones

* Vea la p. 61

CROQUETAS DE "POLLO"

255 Cal. por porción

1 lb. de Soyameat Chicken
   Style
4 huevos duros

1 taza de agua
1/2 taza de crema de
   trigo crudo

2 Cdas. de margarina
1 cdta. de polvo de cebolla
3 Cdas. de leche evaporada
1/8 cdta. de sal
2 cdtas. de McKay's
   Chicken Style Seasoning

Da 8 porciones

RALLE o muela el pollo vegetal y los huevos.

HIERVA el agua y agregue el cereal. Cocínelo hasta que esté espeso. Debe proporcionar 3/4 taza. Agréguelo al pollo vegetal.

AGREGUE estos ingredientes a los anteriores y mezcle bien. Forme las croquetas y páselas por migas de pan. Fríalas en un poco de aceite.

"HAMBURGERS" VEGETARIANOS

174 Cal. por porción

1 lata de 20 oz. de
   Vegetarian Burger o
   gluten molido *
2 tazas de avena cruda
1 cebolla picada
1 lata de sopa de hongos
1 cdta. de Italian Seasoning

Da 8 porciones

MEZCLE todos los ingredientes y forme los "hamburgers". Póngalos en un molde engrasado y hornéelos a 350° hasta que estén dorados. Délos vuelta una vez para dorar el otro lado. Sírvalos con salsa de tomate o su salsa favorita.

CROQUETAS DE CASHEWS

247 Cal. por porción

2 huevos
1 cebolla mediana
1 Cda. de salsa soya
1 Cda. de aceite
1/2 taza de leche
1-1/2 tazas de cashews
1 diente de ajo
1 cdta. de paprika

1/2 cdta. de sal de apio
1 cdta. de sal
1 cdta. de Poultry
   Seasoning
3/4 taza de Vegeburger o
   gluten molido *
1 taza de avena cruda

Da 8 porciones

* Vea la p. 61

PASE todos estos ingredientes por una liquadora hasta que estén suaves.

MEZCLE todos los ingredientes y déjelos reposar por unos minutos. Forme y fría las croquetas. Póngalas en una fuente grande y salpique cada croqueta con un poco de salsa soya. Cúbralas con 1-1/2 tazas de agua. Tape la fuente y hornéela por 30 minutos a 400°. Agregue su salsa favorita y hornée de nuevo hasta que esté caliente.

Estadísticas mundiales de interés

Las enfermedades coronarias son sorprendentemente menos frecuentes o ausentes entre los...

- Tailandeses, quienes comen arroz, pescado, vegetales, muy poca carne o productos lácteos [1]
- Italianos, quienes usan aceite de oliva (no saturado) en la preparación de sus comidas
- Japoneses (en Japón), con un contenido de 3% de grasas en su dieta tienen un colesterol de 120 mg/dl

  - Los Japoneses en Hawaii con un 32% de grasas en su dieta tienen 4 veces más enfermedades coronarias y un porciento de colesterol de 183

En contraste

  - Los Japoneses en Estados Unidos con un 45% de grasa en la dieta tienen 10 veces más enfermedades coronarias, y un promedio de colesterol de 213 [2]

En Korea los monjes y monjas Budistas se alimentan de arroz, habichuelas soya, vegetales y frutas

Ejemplos de vegetarianos en diferentes partes del mundo [3]

- Aldeanos en el norte de la China comen una dieta de millo-maíz-habichuelas soyas
- Los indios Otomi del centro de Méjico que comen tortillas, habichuelas, pimientos y productos locales, no sufren de obesidad y alta presión sanguinea
- Los monjes Budistas Japoneses gozan de buena salud con una dieta de arroz, cebada, productos soya, vegetales y aceite de nabo silvestre
- Tribus indígenas del norte que se alimentan de granos, legumbres, vegetales, fruta y leche, disfrutan de salud y vigor físico superior
- Judíos del Yemen usan una dieta predominantemente vegetariana y su colesterol es marcadamente más bajo que el de otros israelitas
- Monjes Belgas con una dieta lacto-vegetariana tienen un colesterol mucho más bajo que los monjes Benedictinos que usan carne

Longevidad existe especialmente entre...

- Los de Okinawa que usan una dieta sin carne, de productos nativos
- Los Hunzas de Cachemira que usan una dieta vegetariana de frutas y granos [4]
- Los habitantes de Vilcabamba, Ecuador, que usan una dieta vegetariana muy baja en calorías [5]

PROTEINAS

RECETAS INTERNACIONALES

ℰon respecto de las grasas . . .

"Las enfermedades coronarias han alcanzado grandes proporciones, atacando cada vez más a personas jóvenes. Será una de las mayores epidemias que la humanidad tendrá que confrontar en un futuro muy cercano, a no ser que estemos preparados para arrestar esta tendencia por medio de una investigación vigorosa de sus causas para poder prevenirlas."
—Executive Board, World Health Organization, 1969

¿Cúales son las causas de las enfermedades coronarias?

- Materias grasas, (mayormente colesterol) acumuladas en las paredes de las arterias coronarias, obstruyendo el abastecimiento de sangre al corazón

¿Cúales son los factores que aumentan el riesgo de las enfermedades coronarias?

- Una dieta que contiene muchas grasas sólidas
- Un nivel elevado de grasas en la sangre (colesterol y trigliceridos)
- Tendencia hereditaria de enfermedades coronarias en edad temprana (antes de los 50 años)
- Alta presión sanguínea ● Obesidad ● Diabetes ● Vida sedentaria ● El fumar

¿Se pueden prevenir las enfermedades coronarias modificando la dieta?

- En experimentos con animales se ha encontrado que el cambio de una dieta alta en colesterol a otra baja en colesterol ha resultado en una disminución de depósitos de grasa en las arterias

¿Cómo se puede mejorar la dieta?

LIMITAR: Carnes, especialmente las entrañas (ej., higado), leche entera, quesos con grasas sólidas, aceite de coco, manteca vegetal, mantequilla, yema de huevos (la mayor fuente de colesterol), exceso de azúcares (la sacarosa aumenta el nivel de trigliceridos)

AUMENTAR: Granos, nueces, legumbres, vegetales y frutas (poca grasa, nada de colesterol)[6]

¿A qué edad debe cambiarse de dieta?

- Usando toda la vida una dieta baja en colesterol retardará el desarrollo de enfermedades coronarias. Esta dieta se recomienda para todas las personas, inclusive los niños y los adolescentes[7]

Referencias:
1. Stitnimankarn, T. et. al, Autopsy Findings in the Aged Population of Thailand, Arch Path 88: August 1969
2. Fat of the Land, Time, Vol. 77, Jan 13, 1961, pg. 48-52
3. Hardinge, M. G. and Crooks, H., Non-Flesh Dietaries, J. Am. Diet. Assoc. 43; Dec. 1963
4. Leaf, A., Every Day is a Gift When you are Over 100. Nat'l Geographic 154:93-119, 1973
5. Davies, D., A Shangri-la in Ecuador, New Scientist 57: 236-237, 1973
6. Report of Inter-Society Commission for Heart Disease Resources, 1972
7. Atherosclerosis, Medical World News, April 17, 1970

Platos Internacionales

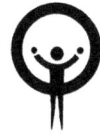

TERRAZZINI

298 Cal. por porción ·

4 oz. de fideos finos

PARTA en pedazos de 2" y cocine hasta que estén tiernos. Escurra.

1 taza de Soyameat
  Chicken Style picado
1/2 taza de leche
1/4 taza de pimiento
  morrón picado
1/4 taza de pimiento verde
  picado
1 cebolla pequeña picada
1 taza de queso rallado

MEZCLE los fideos con el resto de los ingredientes, reservando la mitad del queso para salpicarlo por encima. Ponga los fideos en una fuente engrasada y hornéelos por 30 minutos a 400°.

Da 6 porciones

HABICHUELAS A LA ROMANA

230 Cal. por porción

2 latas de 1 lb. de
  habichuelas italianas,
  cannellini
1 cebolla mediana
  rebanada
1 diente de ajo machacado
2 Cdas. de perejil picado
1/4 cdta. de albahaca
  (basil)
1 taza de salsa de tomate
1/4 taza de aceitunas
  maduras picadas
2 Cdas. de aceite de oliva

MEZCLE todos los ingredientes en una fuente de hornear con tapa y hornéela por 1 hora a 325°. Salpique queso rallado, si desea, y destape la fuente hasta que el queso se derrita y se dore.

Da 6 porciones

CACCIATORE CON "POLLO"

172 Cal. por porción

2 cebollas medianas
  picadas
1 pimiento verde picado
aceite de oliva suficiente
para cubrir el fondo de la
  sartén

COCINE la cebolla y el pimiento en el aceite hasta que estén tiernos.

2 tazas de salsa de tomate
1 cdta. de polvo de ajo
1 cdta. de orégano
1/4 cdta. de tomillo,
  opcional

AGREGUE estos ingredientes a los anteriores y déjelos cocinar por 15 minutos.

1 lata de 13 oz. de Soya-
  meat Fried Chicken Style

DESPEDAZE el pollo vegetal con un tenedor y agréguelo a la salsa. Cocine por 15 minutos más. Sirva sobre arroz o fideos de huevo.

Da 8 porciones

SALSA ITALIANA

147 Cal. por taza

2 Cdas. de aceite de oliva
1-2 dientes de ajo picado

FRIA ligeramente.

4 tazas de tomates

CUELE los tomates o hágalos puré en la liquadora.

1 lata de 6 oz. de pasta de
   tomate
1 hoja de laurel
2 cdtas. de sal
1/2 cdta. de orégano
1/2 cdta. de albahaca
   (basil)
1 cdta. de azúcar, opcional

AGREGUE estos ingredientes a la salsa y cocine a fuego lento hasta que se espese.

VARIACION: Puede agregar cebolla a la salsa.

SALSA ESPAÑOLA

Use la receta para Salsa Italiana, agregándole 1 taza de cebolla picada y 1/2 taza de pimiento verde picado. Para darle un sabor mejicano, agregue 1 cdta. de comino.

BERENJENAS A LA PARMIGIANA

335 Cal. por porción

1 berenjena mediana
aceite

PELE la berenjena si desea y córtela en rebanadas. Con una brochita de engrasar unte un poco de aceite a cada rebanada.

migas de pan condi-
   mentadas

PASE cada rebanada por las migas de pan. Hornéelas en un molde engrasado dando vuelta una vez para que se dore el otro lado. El horno debe estar a 400°. Son deliciosas sin salsa tambien.

salsa de tomate italiana
1/2 lb. de queso mozzarella

VIERTA un poco de la salsa en el fondo de una fuente rectangular. Arregle las rebanadas en capas alternadas con salsa y queso. Hornée por 30 minutos a 350°.

Da 6 porciones

LASAGNA

434 Cal. por porción

1 lb. de fideos para lasagna	COCINE con 1 cdta. de sal y 1 cdta. de aceite en el agua.
1 lb. de queso ricotta 1 huevo, opcional	MEZCLE bien el queso y el huevo.
1 lb. de queso mozzarella rallado 4 tazas de salsa de tomate Italiana	PREPARE la lasagna alternando las capas de la siguiente forma: cubra el fondo de la fuente con salsa de tomate, luego ponga una capa de fideos, mitad de la mezcla de queso ricotta, una cuarta parte del queso mozzarella, y salsa adicional. Repita de nuevo terminando con una capa de fideos. Vierta más salsa sobre los fideos y esparza el resto del queso mozzarella. Hornée por 30 minutos a 350°. VARIACION: Puede preparar Vegeburger para poner entre capas.

Da 10 porciones

LASAGNA CON ESPINACA

402 Cal. por porción

1 paquete congelado de 10 oz. de espinaca picada	COCINE y escurra bien.
1 lb. de fideos de lasagna	COCINE y escurra.
1 cebolla mediana picada 1/2 pimiento verde picado 3 Cdas. de aceite	FRIA la cebolla y el pimiento en el aceite por 5 minutos.
2 latas de 1 lb. de tomates 1 lata de 6 oz. de pasta de tomate 1 Cda. de orégano 1 hoja de laurel 1/2 cdta. de sal 1/4 taza de perejil picado	AGREGUE los tomates y la pasta de tomate a la cebolla. Corte los pedazos grandes de tomate. Agregue los condi--mentos y cocine a fuego lento por 30 minutos.
1 lb. de requesón 8 oz. de queso mozzarella cortado en cubitos 1/2 taza de queso parmesano 1 huevo	AGREGUE el queso y el huevo a la espinaca picada y mezcle bien. Cubra el fondo de una fuente 9" x 13" con 1/3 parte de la salsa. Prosiga alternando capas con los fideos, queso, espinaca y salsa. Termine con una capa de fideos, salsa y el resto del queso. Hornée por 40 minutos a 350°.

Da 10 porciones

PIZZA

227 Cal. por pedazo

1 sobre de levadura
1-2/3 tazas de agua tibia

DISUELVA la levadura en el agua.

2 tazas de harina integral
2 tazas de harina blanca
1-1/2 cdtas. de sal
1 Cda. de aceite, opcional

MEZCLE las harinas con la levadura y forme una masa. Amase sobre una superficie harinada para para que no se pegue. Estire la masa y póngala en un molde de pizza engrasado. Deje que la masa levante mientras prepara la salsa.

1 lata grande de tomates

CUELE los tomates y póngalos sobre la masa.

1 Cda. de aceite de oliva
1/2 cdta. de orégano
1/4 cdta. de sal de ajo

SALPIQUE sobre los tomates. Hornée la pizza por 15 minutos a 350°. Retírela del horno.

8 oz. de queso mozzarella

RALLE y ponga sobre la pizza medio horneada. A la misma vez puede agregar cebolla, hongos y pimientos fritos. Hornée por 15-20 minutos más.

Da 12 pedazos

PIZZA DE REQUESON

114 Cal. por pedazo

6 rebanadas de pan integral
1-1/2 tazas de salsa
  italiana

COLOQUE el pan en un molde grande de hornear. Ponga salsa de tomate a cada rebanada.

hongos, aceitunas, cebolla

ESPARZA por encima de la salsa.

1 lata de 4 oz. de aceitunas
  picadas
2 tazas de requesón

TERMINE cada rebanada con una capa de requesón. Hornée por 30 minutos o hasta que el queso se derrita, a 350°.

PASTA VERDE

351 Cal. por porción

8 oz. de fideos de huevo

COCINE.

2/3 taza de agua hirviendo
1 paquete de 3 oz. de queso
  crema

MEZCLE.

2 Cdas. de albahaca (basil)
4 Cdas. de perejil picado
1 diente de ajo picado
1/8 taza de aceite de oliva
sal a gusto

AGREGUE estos ingredientes y mezcle bien. Cuando los fideos estén blandos, escúrralos y revuélvalos en la salsa. Sírvalos en una fuente de servir y adórnelos con albóndigas vegetarianas.

Da 4 porciones

TORTILLAS DE MAIZ

84 Cal. por tortilla

1/2 taza de harina de maíz
1/2 taza de agua fría

MEZCLE.

1 taza de agua hirviendo
1 cdta. de sal

AGREGUE gradualmente la mezcla de harina de maíz en el agua hirviendo. Revuelva constantemente hasta que se espese. Retire del fuego y pásela a una fuente.

1/4 taza de aceite

AGREGUE y mezcle bien.

1 taza de harina integral
1 taza de harina blanca

AGREGUE gradualmente mientras amasa para que la masa sea suave. Divida en 18 porciones iguales. Forme cada porción en una bolita. Aplástelas y estírelas, una a la vez. Hornéelas en un molde plano sin engrasar hasta que estén ligeramente doradas por ambos lados.

Da 18 porciones

TORTILLAS DE TRIGO

103 Cal. por tortilla

3 tazas de harina integral
1 cdta. de sal

MEZCLE la sal con la harina.

1/3 taza de aceite
1 taza de agua

MEZCLE gradualmente con un tenedor la harina con el agua y el aceite. Amase y divida en 18 porciones iguales. Forme bolitas y aplástelas. Hornéelas en un molde plano sin engrasar hasta que estén ligeramente doradas por ambos lados.

Da 18 porciones

ENCHILADAS

243 Cal. por enchilada

18 tortillas

PREPARE siguiendo la receta anterior o use las compradas. Las preparadas en la casa son más fáciles de enrollar. Si las compradas están muy duras, remójelas en salsa de tomate caliente antes de enrollarlas.

1 cebolla grande picada
1 lata de Vegeburger o
  gluten molido *
1/2 taza de aceite
1 - 2 dientes de ajo
  machacado
1/2 taza de aceitunas
  picadas

FRIA todo junto hasta que esté dorado; alrededor de 10 minutos. Ponga 2 Cdas. de relleno en cada tortilla y enróllela.

4 tazas de salsa española

PREPARE su salsa favorita o vea la p. 32. Cubra con salsa el fondo de una fuente. Coloque las tortillas con la abertura hacia abajo en la salsa de tomate para evitar que se abran. Cúbralas con más salsa.

1 cebolla mediana, picada
1 taza de queso rallado

ESPARZA estos ingredientes por encima de las tortillas. Hornée por 30 minutos a 350°.

Da 18 enchiladas

* Vea la p. 61

TORTILLAS CON HABICHUELAS

163 Cal. por tortilla

1 taza de habichuelas pintas	DEJELAS remojar durante la noche y cocínelas en el agua donde se remojaron. Cuando estén blandas, escúrralas.
1 lata de sopa de tomate 1 cdta. de sal de cebolla	AGREGUE esto a las habichuelas y caliéntelas.
12 tortillas lechuga cebolla perejil picado	DOBLE las tortillas por la mitad. Rellénelas con habichuelas, lechuga rallada, cebolla. Son sabrosas también con tomate fresco picado y queso rallado.

Da 12 tortillas

ARROZ ESPAÑOL

361 Cal. por porción

1/4 taza de aceite de oliva 1 cebolla mediana picada 1 pimiento pequeño picado 1 diente de ajo machacado	FRIA estos ingredientes en una sartén por unos minutos, no deben dorarse.
1 lata de tomates o salsa de tomate 1 Cda. de sal 2 tazas de arroz integral crudo 4 tazas de agua	MEZCLE estos ingredientes y hiérvalos por 5 minutos. Cocínelos por 45 minutos más a fuego lento. Apague el fuego y déjelos reposar por 10 minutos para que el arroz absorba el líquido.
2 pimientos rojos 1/2 taza de aceitunas	SIRVA el arroz en una fuente y decórelo con los pimientos y las aceitunas.

Da 6 porciones

LENTEJAS ESPAÑOLAS

272 Cal. por porción

3 tazas de lentejas cocidas 2 tazas de tomates condimentados 3 Cdas. de aceite 1 cebolla picada 1 pimiento picado 1 cdta. de harina soya 1 cdta. de sal 3 Cdas. de Brewer's Yeast 1 cdta. de orégano 1 cdta. de semillas de apio molidas	MEZCLE todos los ingredientes y caliente bien. Estas lentejas son deliciosas cuando se las saborea solas o pueden ser servidas con arroz.

Da 6 porciones

TAMAL MEJICANO

219 Cal. por porción

1 taza de leche
1 cdta. de sal

CALIENTE la leche teniendo cuidado de retirarla del calor antes que hierva.

3/4 taza de Fritos
 (corn chips)

MEZCLE con la leche y revuelva hasta que estén suaves.

12 aceitunas maduras
1 huevo ligeramente batido
1-1/2 tazas de maíz entero

AGREGUE a lo anterior y mezcle bien.

1 cebolla picada
1/2 taza de pimiento verde
 picado
2 Cdas. de aceite

FRIA la cebolla y el pimiento en el aceite.

2 tazas de tomates condi-
 mentados
pizca de sal de ajo

AGREGUE a la cebolla y al pimiento y déjelo hervir. Agregue a la mezcla de maíz y vierta en una fuente de hornear. Hornée por 30 minutos a 350°.

Da 6 porciones

CHILE MEJICANO

258 Cal. por porción

1 taza de habichuelas
 pintas o coloradas

REMOJE las habichuelas durante la noche y cocínelas hasta que estén blandas.

1/4 taza de aceite
1/2 diente de ajo
 machacado
3/4 taza de cebolla picada
1/2 taza de pimiento verde
 molido
1/2 taza de apio picado

DORE en el aceite.

1 lata de 20 oz. de
 Vegetarian Burger *

AGREGUE a lo anterior y fría hasta que se dore.

1/2 cdta. de paprika
1 cdta. de comino
1-1/2 cdta. de sal
2-1/2 tazas de tomates
 enlatados

AGREGUE los condimentos al resto de los ingredientes y cocine a fuego lento.

Da 8 porciones

*   Vea la p. 61

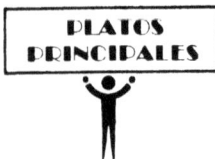

RELLENO GRIEGO

334 Cal. por porción

1 cebolla grande picada
1/4 taza de aceite

FRIA la cebolla en el aceite.

1 taza de pasas
1 taza de nueces picadas

AGREGUE las pasas y las nueces y déjelas reposar para que las pasas se ablanden.

3/4 taza de arroz crudo
1 lata de Vegetarian
  Burger *

COCINE el arroz y mezcle con el Vegetarian Burger y el resto de los ingredientes. Hornée por 20-30 minutos a 350°. Sírvalo con Cranberry Sauce.

Da 8 porciones

CORTEZA PARA PAI BAJA EN COLORIAS

1/2 taza de harina
1/8 cdta. de sal
1 Cda. de aceite
4 Cdas. de agua fría

MEZCLE todos los ingredientes en el orden dado. Amase y forme una bola. Enfríe bien la masa antes de estirarla. Estírela y póngala en un molde para pai de 9". Pinche el fondo varias veces con un tenedor y dore rápidamente por 10 minutos a 425°.

RELLENO

195 Cal. por porción

1 Cda. de Bacon Bits
1/2 taza de queso picado
  puede ser suizo

SALPIQUE con el queso el fondo del pai.

3 huevos

BATALOS a velocidad máxima hasta que estén firmes.

1 taza de leche descremada
1/2 taza de requesón
  descremado

MEZCLE en una liquadora hasta que esté suave.

2 Cdas. de perejil
2 Cdas. de cebolla
  deshidratada

AGREGUE estos condimentos al requesón y viértalo en la corteza de pai.

1 Cda. de Bacon Bits

SALPIQUELOS por encima del relleno. Hornée por 45 minutos a 325°.

Da 6 porciones

Vea la p. 61

EMPAREDADO DE PAN SIRIO   166 Cal. por porción

1 lata de 1 lb. de
  garbanzos, majados
1/4 cdta. de polvo de ajo
1/4 cdta. de comino
2 cdtas. de perejil picado
1 Cda. de jugo de limon
1 cdta. de sal

MEZCLE todos los ingredientes y refrigérelos por lo menos 1 hora.

lechuga
pepinillos picados
Tomates picados
cebolla picada

MEZCLE todos los vegetales y refrigérelos.

6 panes sirios pequeños
  (vea la p. 102)
1 taza de yogurt

CORTE el pan a través del centro y sepárelo. En la mitad de cada pan ponga de la primera mezcla y por encima agregue los vegetales. Ponga una cucharada de yogurt encima de todo. Puede usar también crema agria o cualquier otra salsa. Un sobre de sopa de cebolla puede agregarse al yogurt o a la crema agria para dar una deliciosa variación.

Da 6 emparedados

GUISO EGIPCIO   158 Cal. por porción

2 Cdas. de aceite
1 taza de cebollas
  rebanadas
1/2 taza de pimiento verde
  rebanado

FRIA en el aceite.

2 tazas de maiz entero
2 tazas de habichuelas
  soya o habas cocidas

AGREGUE a lo anterior y cocine a fuego lento por 15 minutos.

1/3 taza de tomates frescos
  o enlatados
2 tazas de calabaza
  zucchini rebanada
sal a gusto

AGREGUE a lo anterior y cocine a fuego lento por 15-20 minutos más.

1/2 taza de perejil picado

AGREGUE el perejil justo antes de servir. En el Cercano Oriente este guiso es hecho con bastante líquido y es servido en platos de sopa.

Da 8 porciones

HABICHUELAS A LA HAWAIANA   137 Cal. por porción

4 tazas de habichuelas
  soya o rosadas, cocidas
1 taza de piña en pedazos

MEZCLE y hornée por 30 minutos o hasta que el jugo de la piña sea absorbido.

Da 8 porciones

HUMUS BI TAHINI

27 Cal. por Cda.

1 lata de 20 oz. de
  garbanzos escurridos
jugo de 2 limones
1 cebolla grande picada
2 Cdas. de ajonjolí molido
  (tahini)
1 diente de ajo machacado

Da 2 tazas

MEZCLE todos los ingredientes en una liquadora. Déjelos reposar por varias horas para que se una el sabor. Sirva con galletas o con pan sirio.

SOYAMEAT A LA POLINESA

184 Cal. por porción

3 latas de 13 oz. de Soyameat Chicken Style
4 Cdas. de aceite

CORTE el pollo vegetariano en tercios y dore en el aceite. Retírelos de la sartén y póngalos en una olla. Reserve el aceite.

1 cebolla grande
1 pimiento verde

CORTE la cebolla en 4 y separe las capas. Corte el pimiento en tiras. Cocine ambos en aceite hasta que la cebolla esté transparente. Agregue al pollo vegetariano.

1 lata de 29 oz. de
  melocotones en tajadas

ESCURRA y reserve el líquido.

1 Cda. de maicena
1 Cda. de salsa soya
3 Cdas. de jugo de limón

REVUELVA estos ingredientes en 1 taza de jugo de los melocotones. Vierta sobre el pollo y cocine hasta que esté claro y ligeramente espeso. Agregue las tajadas de melocotones.

2 tomates medianos

CORTE cada tomate en 6 rebanadas y agréguelas. Caliente por 5 minutos más. Sirva sobre arroz caliente.

Da 12 porciones

ARROZ CON CURRY

256 Cal. por porción

1 lata de 10 oz. de sopa
  de hongos
1/2 cdta. de polvo curry
1/2 cebolla mediana picada

MEZCLE estos ingredientes y déjelos cocinar por 30 minutos a fuego lento.

3 tazas de arroz cocido
1/4 taza de queso rallado
1 lata de 4 oz. de hongos
  picados

AGREGUE el arroz a lo anterior y vierta en una fuente de hornear. Salpique con el queso rallado y los hongos. Hornée por 15 minutos a 350°.

Da 4 porciones

TOFU (queso soya)

1 taza de harina soya
1 taza de agua

MEZCLE la harina y el agua en una liquadora hasta que esté bien suave. Cocine en baño María por 20 minutos. Retírelo del fuego.

3-4 Cdas. de jugo de limón
3/4 cdta. de sal

AGREGUE el jugo inmediatamente. Revuelva una sola vez. Déjelo enfriar en reposo. En 20 minutos aproximadamente el queso cuajará bien. Cuélelo en un colador forrado con un paño de queso. Si desea el queso más seco, ponga una pesa encima. Puede prepararlo sin sal para dietas de poca sal. Sazónelo con polvo de cebolla.

TOFU DE HABICHUELAS SOYA

1 taza de habichuelas soya

REMOJELAS durante la noche. Lávelas bien. Agrégueles 3 tazas de agua y páselas por la liquadora. Cuele las habichuelas para sacar las cáscaras y las fibras. Déjelas hervir.

jugo de 1 limón

sal a gusto

AGREGUE el jugo mientras revuelve las habichuelas para que cuaje el queso. Cuele y refrigere.

INSTRUCCIONES PARA SERVIR TOFU

1. Uselo en platos vegetarianos.
2. Pique y agregue a guisos y a sopas.
3. Prepárelo como huevos revueltos.
4. Pique y agregue a Chow Mein o Chop Suey.
5. Mezcle con mayonesa, acedera (sorrel) picada, alcaravea (caraway), o eneldo (dill) picado para preparar un delicioso relleno para emparedados.
6. Corte rodajas y hornéelas con salsa de tomate o sírvalas con su salsa favorita.

ASADO DE TOFU

1-1/2 tazas de tofu
1 taza de migas de pan
condimentadas
1-1/2 tazas de salsa blanca

1/4 cdta. de sal o a su
gusto
pizca de sal de apio
1/4 taza de cebolla
machacada

Da 6 porciones

MEZCLE todos los ingredientes y vierta en un molde engrasado. Apriételo con una cuchara en el molde. Coloque el molde dentro de otro más grande con agua y hornéelo por 50 minutos a 375°.

TOFU REVUELTO

3 Cdas. de aceite
1 Cda. de polvo de cebolla
  o 1/2 taza de cebolla frita
1 Cda. de salsa soya
1/2 cdta. de sal
1/4 cdta. de polvo tumeric
1/4 cdta. de McKay's Chicken Style
2 tazas de tofu   Seasoning

MEZCLE estos ingredientes y revuélvalos en una sartén.

AGREGUE el tofu a la sartén y revuelva junto con el resto. Caliente bien y sírvalo como huevos. El tofu puede conseguirse ya listo en cualquier tienda japonesa.

PLATO COMPLETO ORIENTAL   150 Cal. por porción

6-8 Vege-Steaks cortados a
  lo largo
migas de pan
aceite

PASE los Vege-Steaks por las migas de pan y dórelos ligeramente en aceite.

1-2 tazas de habichuelas
  germinadas
1 taza de repollo chino
  picado o lechuga romana
1/4 taza de pimiento verde rebanado
1/4 taza de cebolla verde rebanada
1 lata de 4 oz. de hongos,
  escurridos

AGREGUE los vegetales en el orden dado. Si desea germinar sus propias habichuelas vea la p. 117 para las instrucciones.

1 Cda. de miel o azúcar
  morena
2 Cdas. de salsa soya

AGREGUE la miel o el azúcar morena y cocine tapado a fuego lento por 10 minutos. Sirva en seguida mientras los vegetales están firmes. Puede usar otras combinaciones de vegetales. Sirva en la fuente donde se cocinó. Puede agregar espinaca picada u otra clase de verdura aproximadamente 3-5 minutos antes que estén listos los vegetales. Sirva con arroz caliente y un postre sencillo.

Da 6 porciones

CHOP SUEY   236 Cal. por porción

1 Cda. de margarina o
  aceite
1/4 taza de cebolla picada
1/2 taza de apio picado

FRIA la cebolla y el apio ligeramente en la margarina.

1 lata de 5 oz. de Water Chestnuts
2 Cdas. de pimiento
  morrón
1 lata de 10 oz. de sopa de hongos
1 lata de Soyameat Chicken
  Style
1/2 taza de el líquido de la
  lata de Soyameat y agua
  para completar
2 Cdas. de salsa soya

AGREGUE el resto de los ingredientes y caliente bien. Puede servirlo sobre arroz o fideos de huevo.

Da 4 porciones

* Vea la p. 61

ENSALADA CHINA CALIENTE

266 Cal. por porción

1 lb. de fideos integrales — COCINE y escurra.

1 paquete congelado de — COCINE, escurra, y pique.
10 oz. de brócoli
1/2 paquete de zanahorias — CORTE, cocine y escurra.
1 lb. de hongos frescos — REBANE, fría en mantequilla.

1/2 paquete (4 oz.) de — CORTE el pollo vegetariano en cubitos.
Soyameat Chicken Style — Mezcle con el resto de los ingredientes.
congelado
1 cdta. de sal
salsa soya

Da 8 porciones

SALSA ORIENTAL AGRI-DULCE

195 Cal. por porción

1/2 pimiento verde picado — FRIA en el aceite.
1 cebolla grande picada
2 tallos de apio picados
3 Cdas. de aceite

4 Cdas. de jugo de limón — AGREGUE y mezcle bien.
1 taza de jugo de piña
6 Cdas. de puré de tomate
2 Cdas. de salsa soya
1 taza de pedazos de piña escurrida
2 Cdas. de azúcar morena o a su gusto
1/4 cdta. de sal de ajo

1 Cda. de maicena — PREPARE una pasta suave con la maicena y unas gotas de agua fría. Agregue a lo anterior y cocine hasta que la maicena esté clara, revolviendo frecuentemente.

1 taza de Soyameat — AGREGUE y caliente bien. Sirva sobre
Chicken Style picado — arroz.

Da 6 porciones

FIDEOS CHINOS

420 Cal. por porción

1 taza de apio picado — FRIA en aceite el apio, la cebolla y los
1 taza de cebolla picada — hongos.
1 lata grande de hongos,
reserve el líquido
2 Cdas. de aceite

1 lata de 5 oz. de Water — AGREGUE el resto de los ingredientes a
Chestnuts picados — los anteriores. Mezcle bien y vierta en una
1 lata grande de fideos — fuente engrasada. Hornée por 30 minutos a
chinos — 350° o hasta que esté bien caliente. Si pre-
1 lata de 10 oz. de sopa de — para la receta el día anterior, no agregue
hongos — los fideos hasta que lo vaya a hornear.
1 taza de líquido de los
hongos y de los chestnuts
1-1/4 tazas de cashews crudos
2 sobres de G. Washington Broth

Da 8 porciones

"POLLO" A LA CHINA

183 Cal. por porción

1/2 taza de cebolla verde
1/2 taza de apio
1/2 taza de habichuelas tiernas
1/2 taza de zanahorias picadas
1 lata de 4 oz. de hongos
2 Cdas. de aceite

CORTE los vegetales. Fría todos los vegetales en aceite caliente por 2 minutos.

1 lata de 13 oz. de Soya-meat Chicken Style

CORTE el pollo vegetariano en pedazos a lo largo. Agregue a los vegetales junto con el líquido de la lata.

1 lata de 10 oz. de sopa de hongos
1 cdta. de McKay's Chicken Style Seasoning

AGREGUE y caliente.

2 tomates

CORTELOS en 8 partes y agréguelos. Retire del fuego inmediatamente y sirva sobre arroz caliente, tostadas o fideos de huevo.

Da 6 porciones

VEGETALES CON CURRY

286 Cal. por porción

1 cebolla picada
1 lata de 20 oz. de Cutlets picados *
2 cdtas. de polvo curry
2 cdtas. de sal
4 Cdas. de aceite

FRIA ligeramente.

5 tazas de leche
1 lata de leche de coco, opcional
2 Cdas. de maicena
1/2 taza de agua

AGREGUE la leche y la leche de coco a lo anterior. Disuelva la maicena en el agua y agregue a la salsa. Cocine hasta que esté ligeramente espesa.

4 papas medianas picadas
3 zanahorias picadas
1 paquete congelado de 10 oz. de habichuelas tiernas
2 cdtas. de sal

COCINE los vegetales en agua. Escúrralos cuando estén tiernos y agréguelos a la salsa de curry.

4 huevos duros

CORTE los huevos en rebanadas y agregue al curry. Sirva sobre arroz caliente, con guineos maduros rebanados, coco rallado, pasas y maní para aderezar.

Da 10 porciones

FIDEOS A LA ROMANOFF

281 Cal. por porción

3 tazas de fideos de huevo cocidos
1 taza de requesón
1/2 taza de almendras picadas
1 taza de crema agria
1/2 cebolla machacada
1 Cda. de salsa soya
1/2 cdta. de sal
1/4 taza de germen de trigo

MEZCLE todos los ingredientes. Vierta en una fuente. Salpique con migas de pan o germen de trigo y hornée por 40 minutos a 350°.

Da 6 porciones

* Vea la p. 61

RUNZA

177 Cal. por cada uno

1-1/2 tazas de leche
escaldada
1/4 taza de aceite
1/2 taza de azúcar
1 cdta. de sal

MEZCLE la leche, el aceite, el azúcar y la sal. Deje enfriar un poco.

1 paquete de levadura

AGREGUE a la leche tibia y revuelva bien.

2 huevos bien batidos

AGREGUE a la mezcla anterior.

4-1/2 tazas de harina

MEZCLE la harina para preparar una masa suave. Amásela ligeramente sobre una superficie harinada. Póngala en una fuente honda aceitada. Cúbrala y déjela levantar hasta que doble su tamaño.

1 lata de 20 oz. de Vege-
burger o gluten molido *
1 repollo grande rallado
2 cebollas medianas
picadas
2 dientes de ajo
machacados
1 cdta. de sal
1 cdta. de polvo de hongos,
opcional
1 cdta. de salvia (sage)

Da 20 cudraditos

ESTIRE la masa sobre una superficie harinada. Forme un cuadrado de 1/4" de grueso. Divídalo en 6. Ponga en cada cuadradito 3/4 taza de relleno en el centro. Una las 4 puntas en el centro y pinche los bordes firmemente. Con una brochita de engrasar úntele aceite a cada cuadradito. Hornéelos por 15 minutos a 400° o hasta que estén dorados. Sírvalos con margarina o salsa de hongos mientras están calientes.

STROGANOFF CONTINENTAL

177 Cal. por porción

1 lata de 20 oz. de
Vegetable Steaks *
1 lata de 4 oz. de hongos
2 Cdas. de margarina

ESCURRA la carne vegetal y los hongos, reservando el líquido de ambas latas. Corte la carne vegetariana a lo largo. Dore en mantequilla.

1 sobre de sopa de cebolla
3 Cdas. de harina
1 taza de leche
1/2 taza de crema agria o
krema agria (p. 119)

Da 8 porciones

* Vea la p. 61

AGREGUE el sobre de sopa y la harina a lo anterior. Lentamente agregue la leche y el líquido reservado. Agregue la crema agria. Sirva con arroz.

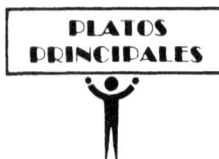

VARENIKU (empanadillas de queso rusas)   219 Cal. por porción

RELLENO:

1 lb. de requesón deshidratado 1 huevo 1/4 cdta. de sal 1 Cda. de germen de trigo 1 Cda. de queso crema	MEZCLE estos ingredientes en una fuente y aplástelos para que se hagan más fáciles de trabajar.

MASA:

2-1/2 tazas de harina cernida 1/4 cdta. de sal 1 huevo 1/2 taza de leche o agua 1 Cda. de aceite	BATA el huevo en una fuente honda. Agregue la leche y el aceite. Cierna la harina y la sal. Agregue a lo anterior y mezcle bien. Si la masa está muy suave, agregue más harina. Estire la masa sobre una superficie harinada hasta que esté fina, alrededor de 1/8''. Corte la masa en círculos de 3''. Ponga 1 Cda. de relleno en cada circulito. Doble los circulitos y pínchelos con un tenedor. Hiérvalos en una olla grande con agua y cocínelos por 2 minutos. Escúrralos con un poco de mantequilla para que no se peguen. Póngalos en una fuente de hornear y cúbralos con crema agria o crema dulce. Hornéelos por 30 minutos a 350°.

Da 8 porciones

CREMA HUNGARA   315 Cal. por porción

4 cebollas grandes 4 tazas de cebada de huevo marca Goodman's 1/2 taza de aceite de oliva	REBANE las cebollas y fría junto con la cebada de huevo lentamente hasta que se dore.
1 cdta. de paprika 1/2 cdta. de sal	AGREGUE estos ingredientes y cubra en seguida con agua. Agregue más sal si desea. Cocine hasta que la cebada esté medio cocida.
5 papas medianas 2 pimientos picados	PELE y corte las papas y agréguelas a la cebada. Agregue más agua caliente si es necesario. Cocine tapado, revolviendo frecuentemente. Cuando está cocida debe estar suficientemente espesa como para que una cuchara pueda quedar parada en el centro.

Da 8 porciones

Nosotros y los huevos . . .

A favor...

- Los huevos son ricos en proteínas
- Se los usa como un nivel de comparación de proteina básica en la investigación de nutrición
- Son una rica fuente de riboflavina (vitamina B), vitamina A y D
- Son ricos en hierro (la yema)
- Suplen calcio, fósforo y cobre

En contra...

- La yema es la fuente más rica de colesterol
- Gran aumento de enfermedades en las aves
    - Linfomatosis, un virus de cáncer que trasmiten los huevos, aunque no hay evidencia que se trasmite a las personas. Se lo destruye cocinando bien el huevo[1]
    - Los huevos que están levemente rajados tienen mucha más posibilidad de estar infectados con Salmonela. Estos no deben ser utilizados[2]
- Los huevos pueden producir reacciones alérgicas a ciertas personas

Sustitutos de los huevos...

- 2 claras de huevo por 1 huevo completo
- Elementos de unión que reemplazan los huevos en algunas recetas: harina de soya, maicena o salsa blanca espesa
- Eggbeaters (Fleischman, 625 Madison Ave., New York, N.Y. 10022). Sustituye las grasas no saturadas y la yema del huevo
- Jolly Joan Egg Extender (Ener-g-food, Inc., Seattle, Washington, 98134)
- Eggstra (Tillie Lewis Foods, Inc., Stockton, California 95201). Sustituye 80% de la yema por grasas no saturadas

PLATOS PRINCIPALES SIN HUEVOS

ADVERTENCIA!!

"Debe advertirse a los norteamericanos que deben modificar sus hábitos con respecto a las cinco fuentes mayores de grasa en la dieta — carnes, productos lácteos, pastelerías, huevos, grasas de cocinar y de mesa— [3]

Tres definiciones importantes de GRASAS...

- Las grasas saturadas son sólidas a la temperatura ambiente, y en la dieta suelen levantar el colesterol (ej., mantequilla)
- Las grasas mono-no-saturadas son líquidas a la temperatura ambiente (ej., aceite de maíz)

¿Qué es la hidrogenación?

- Son los aceites vegetales no saturados a los que se les agrega hidrógeno bajo presión
- Al aceite vegetal se lo SATURA con hidrógeno, convirtiéndose en una grasa sólida
- Este proceso prolonga el tiempo en que puede venderse, y su consistencia hasta puede ser más conveniente
- PERO—pierde la acción benéfica de las grasas poli-no-saturadas capaces de reducir el colesterol en proporción directa a su grado de hidrogenación

Dietas grasosas — colesterol — ataques al corazón

- Al aumentar las grasas en la dieta, hay un aumento paralelo de colesterol y ataques al corazón
- En hombres de 40-59 años de edad el riesgo de ataques al corazón es 4 veces mayor si el recuento de colesterol está por sobre 260 que los que lo tienen debajo de 200
- Es 4 veces mayor el riesgo de ataques al corazón si el nivel de trigliceridos es sobre 250 que si está debajo de 150
- El porcentaje de ataques al corazón es pequeño hasta que las grasas de la dieta alcanzan del 30-40% del TOTAL DE LAS CALORIAS
- La dieta del término medio de los americanos tiene 40% o MAS de sus calorías en grasas ESTO NO ES BUENO!!
- Hay un promedio de UN MILLON de ataques al corazón cada año en Estados Unidos
- Menos de 10% del total de las calorías debieran provenir de GRASAS SATURADAS[4] (vea la p. 30 también)

Referencias:

1. Lymphomatosis in Chickens, Circular No. 970, U.S.D.A. 1959
2. J. Amer. Med. Ass., May 15, 1954, p. 300
3. Primary Prevention of the Atherosclerotic Diseases, Circulation, Vol. 42, 1972, p. 34
4. Inter-Society Commission for Heart Disease Resources, New York, N.Y. 1970

Recetas sin huevos

RECETA BASICA PARA ASADOS DE LEGUMBRES

1 taza de legumbres
  cocidas
1 taza de migas de pan,
  germen de trigo, o
  nueces molidas
1 taza de liquido—leche,
  jugo de tomate, etc.
condimentos a gusto—ajo,
  cebolla, etc.

Da 6 porciones

MEZCLE bien todos los ingredientes. Vierta en un molde engrasado y hornéelo a 350° hasta que esté firme.

ASADO DE CASHEWS
325 Cal. por porción

2 tazas de cashews crudos
2 tazas de leche soya o
  evaporada
2 cebollas grandes
4 rebanadas de pan integral

2 Cdas. de salsa soya
1 cdta. de sal
2 Cdas. de perejil
1/2 cdta. de semillas de apio

Da 6-8 porciones

MEZCLE estos ingredientes en una liquadora o muélalos. Si los muele, agregue la leche después de molerlos.

AGREGUE estos ingredientes y mezcle bien. Vierta en un molde engrasado y hornéelo a 350° hasta que esté firme.

ASADO DE PAPAS Y NUECES
282 Cal. por porción

1 taza de nueces
1 taza de migas de pan

1 cebolla pequeña
2 papas medianas
1-1/2 tazas de leche

1/2 taza de harina soya
1 cdta. de sal
1/2 cdta. de salvia (sage)

Da 6 porciones

MUELA las nueces en una liquadora.

PIQUE la cebolla y las papas y mezcle con los anteriores. Agregue las nueces a la mezcla.

AGREGUE estos ingredientes y mezcle. Vierta en un molde engrasado. Esparza por encima pedacitos bien pequeños de margarina. Hornée por 30 minutos a 350°. Sirva con salsa.

ASADO DE GIRASOL
279 Cal. por porción

1/2 taza de semillas de
  girasol molidas
1/2 taza de migas de pan
1 taza de nueces molidas
1/2 taza de papa cruda rallada
1 cdta. de sal
1 taza de leche o leche soya
3 Cdas. de cebolla rallada
1 Cda. de aceite

Da 6 porciones

MEZCLE bien todos los ingredientes. Déjelos reposar tapados por 30 minutos. Vierta en un molde engrasado y hornéelo por 1 hora a 350°.

ASADO DE LENTEJAS

208 Cal. por porción

1-1/2 tazas de lentejas
cocidas

MAJELAS.

2 tallos de apio picado
1/2 taza de hojuelas de
papas molidas (potato
chips)
1/2 cdta. de salvia (sage)
1 cdta. de Poultry
Seasoning
1 cdta. de Brewer's Yeast
1/2 cdta. de orégano
1/2 taza de leche evaporada

AGREGUE a las lentejas y mezcle. Vierta
en un molde engrasado y hornéelo por 1
hora a 350°.

Da 6 porciones

ASADO DE ARROZ Y NUECES

346 Cal. por porción

1 taza de mantequilla de
maní
1 taza de agua

MEZCLE hasta que estén suaves.

2 tazas de arroz integral
cocido
2 Cdas. de cebolla picada
1 cdta. de salvia (sage)
sal a gusto

AGREGUE estos ingredientes a la mantequilla de maní. La mezcla estará bastante
líquida. Vierta en un molde engrasado y
hornéelo por 1 hora a 350°.

1 lata de 10 oz. de sopa de
tomate

CALIENTE la sopa de tomate sin diluir y
vierta por encima del asado como una
salsa.

Da 4 porciones

ASADO DE FIDEOS Y CASHEWS

235 Cal. por porción

1 taza de cashews picados
1 taza de cebolla picada
1 taza de hongos picado
1 taza de apio picado
2 Cdas. de aceite
1 taza de fideos chinos
1 cdta. de Accent
1 taza de líquido de hongos
(agregue agua para
completar 1 taza)
1/2 cdta. de sal

MEZCLE bien todos los ingredientes.
Vierta en un molde engrasado y hornéelo
por 1 hora a 350°.

Da 6 porciones

ASADO DE ARROZ Y ZANAHORIAS   291 Cal. por porción

1/2 taza de mantequilla de maní 1 taza de leche o leche soya	MEZCLE hasta que estén suaves.
1 cebolla pequeña rallada 3 Cdas. de aceite	FRIA la cebolla a fuego lento hasta esté tierna pero no dorada.
1/2 cdta. de sal 1/8 cdta. de salvia (sage) 1/2 taza de migas de pan integral	AGREGUE a la cebolla.
2 tazas de zanahorias ralladas 1 taza de arroz integral cocido	AGREGUE al resto de los ingredientes. Vierta en un molde engrasado y hornéelo por 1 hora a 350º.

Da 6 porciones

ASADO DE HABICHUELAS SOYA Y ZANAHORIAS

272 Cal. por porción

4 tazas de habichuelas soya cocidas y majadas 2 tazas de zanahorias ralladas 1 cebolla picada 1/2 taza de apio picado 1 taza de migas de pan 1 taza de germen de trigo 2 cdtas. de sal 1/4 taza de margarina derretida, opcional	MEZCLE bien todos los ingredientes. Vierta en un molde engrasado y hornéelo por 45 minutos a 350º.

Da 8 porciones

ALBONDIGAS DE NUECES   405 Cal. por porción

4 tazas de migas de pan 1 taza de nueces picadas 1 cdta. de sal 1 cdta. de salvia (sage) 1/2 cdta. de tomillo 1/2 cdta. de albahaca (basil) 1/2 taza de apio picado 1/2 taza de perejil picado	MEZCLE los ingredientes secos.
1 cebolla picada 1/2 taza de aceite	FRIA y agregue.
2 cubitos de caldo vegetal 1 taza de agua hirviendo	DISUELVA los cubitos en el agua hirviendo. Puede usar 2 cdtas. de McKay's Chicken Seasoning en vez de los cubitos. Agregue suficiente caldo para humedecer la mezcla seca. Forme albóndigas y póngalas en un molde plano engrasado. Hornéelas por 20 minutos a 375º.

Da 8 porciones

GARBANZOS EN SALSA

250 Cal. por porción

2 latas de garbanzos
1/4 taza de agua o caldo
   vegetal
1 lata de sopa de hongos
3 Cdas. de perejil picado
1 cdta. de salsa soya

Da 6 porciones

MEZCLE bien todos los ingredientes. Viértalos en una fuente y hornéela tapada por 45 minutos a 350°.

SUFLE DE SOYA

176 Cal. por porción

1 taza de habichuelas soya
   crudas

2 Cdas. de aceite
2 cdtas. de McKay's
   Chicken Style Seasoning
1/4 cdta. de Italian
   Seasoning
1-1/2 cdtas. de sal
1 cdta. de Accent

Da 6 porciones

REMOJELAS durante la noche. Páselas por la liquadora. Esto debe proporcionar alrededor de 5 tazas de pulpa.

AGREGUE y mezcle bien. Vierta en una fuente no muy honda para que el suflé no tenga más de 2" de grueso. Hornéelo por 1-1/2 - 2 horas a 300°. El suflé levantará mucho pero se irá reduciendo mientras se enfría. Sirva con salsa tártara como con pescado.

CROQUETAS DE PAPAS Y NUECES

239 Cal. por porción

1/2 taza de nueces molidas
1 taza de papas majadas
1/2 cdta. de sal
1 Cda. de Brewer's Yeast

MEZCLE.

1 taza de agua hirviendo
1/2 taza de avena cruda

REVUELVA la avena en el agua y cocine hasta que se espese. Agregue a las papas y mezcle.

1/2 taza de harina integral
1/4 taza de Brewer's Yeast

MEZCLE la harina y la levadura y pase las croquetas por esta mezcla antes de freirlas. Fríalas hasta que estén doradas por ambos lados.

Da 4 porciones

"QUESO" DE PIMIENTO Y CASHEWS   256 Cal. por cada 1/2 taza

1/2 taza de cashews crudos
1 taza de agua

MEZCLE el agua y los cashews en una liquadora.

1/2 cdta. de sal
2 cdtas. de polvo de cebolla
2 Cdas. de leche en polvo
  soya, opcional
3-4 Cdas. de Brewer's
  Yeast

AGREGUE estos ingredientes a la mezcla en la liquadora.

1 taza de aceite

AGREGUE el aceite lentamente a la liquadora para que se espese el "queso".

1/4 taza de jugo de limón
2-3 pimientos morrones

AGREGUE a la liquadora y mezcle por un segundo. Sirva el "queso" con pan o úselo en las siguientes recetas.

Da 3 tazas

ARROZ VERDE   204 Cal. por porción

2 tazas de arroz cocido
1 taza de queso American
  rallado o 1/2 taza de
  "queso"
1 taza de perejil picado
1/4 taza de aceite (2 Cdas.
  si usa el "queso")
2 tazas de leche evaporada
1 cebolla rallada
1 diente de ajo
1 cdta. de sal

MEZCLE el queso con el arroz caliente. Agregue el resto de los ingredientes en el orden dado. Vierta en una fuente engrasada y hornéela por 45 minutos a 350°.

Da 8 porciones

DELICIA DE COLIFLOR   121 Cal. por porción

1 lata de 8 oz. de hongos
1/4 taza de pimiento verde
  picado
1/3 taza de margarina
1/4 taza de harina
2 tazas de leche
1 cdta. de sal
6 oz. de queso de pimiento
  o 1/4 taza de "queso"

DORE los hongos y el pimiento verde en la margarina. Agregue la harina. Revuelva la leche y cocine hasta que se espese, revolviendo constantemente. Agregue la sal. Ralle el queso y revuélvalo en la salsa.

1 cabeza mediana de
  coliflor

CORTE la coliflor en pedazos medianos y cocínelos por 10 minutos. Ponga la mitad de la coliflor en una fuente engrasada y cúbrala con la mitad de la salsa. Repita el procedimiento. Hornée por 15 minutos a 350°.

Da 8 porciones

CROQUETAS DE LENTEJAS Y PAPAS

260 Cal. por porción

1 cebolla picada
4 Cdas. de aceite
1/2 cdta. de salvia (sage)

MEZCLE estos ingredientes en una sartén y fría por unos minutos para que la cebolla se ablande pero no deje que se dore.

2 tazas de lentejas cocidas
2 tazas de papas majadas
1/2 taza de nueces picadas
sal a gusto

AGREGUE a lo anterior y mezcle bien. Forme croquetas pequeñas y póngalas en un molde plano engrasado. Con una brochita de engrasar, únteles aceite por encima. Hornéelas por 15-20 minutos o hasta que se doren a 400°. Sirva con su salsa favorita.

Da 6 porciones

CROQUETAS DE LENTEJAS

248 Cal. por porción

1 cebolla pequeña picada
2 Cdas. de aceite

FRIA.

2 tazas de lentejas cocidas
majadas
1/2 taza de nueces picadas
1/2 cdta. de sal

MEZCLE bien todos los ingredientes. Forme las croquetas y póngalas en un molde plano engrasado y hornéelas hasta que se doren. Sirva con salsa o salsa de tomate.

Da 4 porciones

CROQUETAS DE SOYA

173 Cal. por porción

1/2 taza de habichuelas
soya crudas

REMOJELAS durante la noche.

1 taza de agua

ESCURRA las habichuelas y páselas por la liquadora con el agua.

1/2 taza de nueces molidas
1 taza de avena cruda
1 cebolla mediana picada
1/2 taza de apio picado
1/2 cdta. de sal
3 Cdas. de salsa soya

AGREGUE el resto de los ingredientes y mezcle bien. Déjelos reposar por 10 minutos para que absorban el líquido. Fría las croquetas dejándolas caer por cucharadas en la sartén. Póngalas en una fuente y hornéelas por 20 minutos a 350°. Cúbralas con su salsa favorita y hornéelas hasta que la salsa esté bien caliente.

Da 6 porciones

"BURGERS" DE AVENA Y GERMEN DE TRIGO   260 Cal. por porción

1 cebolla mediana picada
2 Cdas. de aceite

FRIA la cebolla en el aceite hasta que esté amarilla.

1-1/2 tazas de avena cruda
1 taza de germen de trigo
1 cdta. de sal
2 Cdas. de salsa soya
1/2 cdta. de salvia (sage)
1/2 cdta. de sal de ajo
1/2 taza de nueces picadas
1 lata de 13 oz. de leche
   evaporada

MEZCLE todos los ingredientes con la cebolla y déjelos reposar mientras prepara la siguiente salsa.

2 Cdas. de harina
2 Cdas. de margarina
1/2 taza de leche

MEZCLE los ingredientes y cocínelos hasta que se espesen. Agregue la salsa al resto de los ingredientes y mezcle bien. Forme los "burgers" y fríalos en aceite caliente. Sirva con su salsa favorita.

Da 8 porciones

CROQUETAS DE NUECES   233 Cal. por croqueta

1 taza de nueces picadas
1 taza de arroz integral
   cocido
1 taza de leche o leche soya
1 Cda. de harina soya
1 cdta. de sal
1 Cda. de perejil
1/2 taza de migas de pan
1/2 taza de germen de trigo
1 Cda. de cebolla
pizca de polvo de ajo

MEZCLE todos los ingredientes y forme croquetas. Póngalas en un molde plano engrasado y acéitelas por encima. Hornéelas por 30 minutos a 350°. Sirva con su salsa favorita.

Da 6 porciones

ALBONDIGAS DE NUECES   233 Cal. por albóndiga

1 taza de millo cocido,
   trigo o arroz
1/2 taza de nueces molidas
1/4 taza de germen de trigo
1 cdta. de sal
1/2 cdta. de Italian
   Seasoning
1/4 taza de semillas de
   girasol molidas
1 Cda. de nueces molidas

MEZCLE bien todos los ingredientes. Forme las albóndigas. Salpíquelas con paprika y hornéelas en un molde plano engrasado por 30 minutos a 325°. Sirva con su salsa favorita.

Da 4 porciones

"HAMBURGERS"

243 Cal. por porción

1 papa mediana
1 cebolla pequeña
1 / 2 taza de nueces

MUELA o pique en la liquadora.

4 Cdas. de aceite

FRIA en el aceite la mezcla molida hasta que esté suave.

1 taza de avena cocida
1 taza de migas de pan
1 cdta. de sal
1 / 2 cdta. de salvia (sage)
2 Cdas. de salsa soya

AGREGUE el resto de los ingredientes y mezcle bien. Forme "hamburgers" y fríalos hasta que se doren por ambos lados.

Da 6 porciones

"BURGERS" DE TRIGO GERMINADO

2 tazas de trigo germinado
2 tazas de cebada al vapor
2 Cdas. de mantequilla de
  maní
2 Cdas. de aceite
2 Cdas. de salsa soya
1 Cda. de polvo de ajo o 1 / 4
  taza de cebolla
1 / 2 cdta. de sal
1 / 2 cdta. de salvia (sage)
1 / 2 taza de migas de pan
  integral

MEZCLE bien todos los ingredientes. Forme los "burgers" y fríalos hasta que se doren por ambos lados. Puede servirlos con su salsa favorita.

Da 6 porciones

"BURGERS" DE AVENA Y NUECES

290 Cal. por porción

2 tazas de avena cruda
1 taza de nueces molidas
1-1 / 2 cdtas. de sal
1 / 2 cdta. de Italian
  Seasoning
1 lata de 13 oz. de leche
  evaporada

MEZCLE estos ingredientes y déjelos reposar por 1 hora o menos. Puede agregar polvo de ajo o cualquier otro condimento a su gusto.

1 cebolla mediana
  machacada
1 taza de apio picado
2 Cdas. de aceite

FRIA la cebolla y el apio en el aceite. Agregue a los primeros ingredientes. Forme los "burgers" y fríalos hasta que se doren. Póngalos en una fuente y hornéelos por 20 minutos a 375°.

1 lata de 10 oz. de sopa de
  hongos diluída

CUBRALOS con la sopa o su salsa favorita y hornéelos por 10 minutos más.

Da 8 porciones

"BURGERS" ECONOMICOS

282 Cal. por porción

2-1/2 tazas de agua
5 Cdas. de salsa soya
1/4 taza de aceite
1 diente de ajo
  machacado
1 cebolla mediana
  machacada
1/4 cdta. de Italian
  Seasoning
1 Cda. de Brewer's Yeast,
  opcional

HIERVA estos ingredientes y retírelos del fuego.

2 tazas de avena cruda
1 taza de nueces picadas

MEZCLE la avena y las nueces. Lentamente vaya agregando el caldo hirviendo. Deje reposar la mezcla hasta que absorba casi todo el líquido. Revuelva ligeramente. Ponga los "burgers" por cucharadas en un molde plano engrasado y aplástelos. Hornéelos por 30 minutos a 350°.

Da 6 porciones

FRITAS DE BERENJENAS

207 Cal. por porción

1 berenjena picada

COCINE la berenjena en agua con sal hasta que esté tierna. Escurra y maje.

1/2 taza de germen de trigo
1/2 taza de nueces picadas
1 taza de migas de pan
  condimentadas
1/2 taza de avena cruda
1/2 cdta. de Accent
1/2 cdta. de polvo de ajo
Da 4 porciones

MEZCLE la berenjena con la avena y las migas de pan, déjela reposar para que absorba la humedad. Agregue los condimentos y mezcle. Fríalas y sirva con salsa o salsa de tomate.

MACARRONES CON "QUESO"

329 Cal. por porción

2 tazas de macarrones

COCINE y escurra.

1-1/3 tazas de agua
1 taza de cashews crudos
1 cdta. de sal

PASE por la liquadora.

1/2 taza de aceite

AGREGUE a la liquadora y mezcle hasta que esté suave.

1/3 taza de jugo de limón
1 lata de 4 oz. de pimientos
  morrones
1 cdta. de polvo de cebolla
1 cdta. de sal de ajo
3 Cdas. de Brewer's Yeast

AGREGUE a la liquadora y mezcle hasta que esté suave.

1 cebolla mediana picada
2 Cdas. de aceite

FRIA la cebolla y mezcle con los macarrones. Póngalos en una fuente y vierta la salsa de la liquadora sobre los macarrones. Hornéelos por 45 minutos a 350°. Salpíquelos con migas de pan antes de hornearlos si desea.

Da 8 porciones

ALBONDIGAS DE QUESO CREMA

354 Cal. por porción

4 Cdas. de margarina
4 Cdas. de harina
1 taza de leche

COCINE estos ingredientes hasta que formen una crema espesa.

1/2 taza de germen de trigo
1 paquete de 8 oz. de queso
  crema
1 taza de nueces picadas
1/2 taza de migas de
  galletas
1 sobre de sopa de cebolla

MEZCLE el resto de los ingredientes. Forme en albóndigas y páselas por migas de galletas o de pan. Fríalas hasta que se doren. Sírvalas con salsa.

Da 8 porciones

"HIGADO PICADO" JUDIO

17 Cal. por Cda.

1 taza de lentejas cocidas
1/2 taza de nueces
1 paquete congelado de
  habichuelas tiernas,
  cocidas
2 cebollas grandes, fritas
  en aceite

MUELA todos los ingredientes. Si desea puede moler un huevo duro.

1 Cda. de salsa soya
1 cdta. de McKay's Chicken
  Style Seasoning
sal y sal de ajo a gusto

AGREGUE los condimentos y mezcle bien. Refrigere para que una el sabor. Sirva sobre galletas o entremeses.

Da 4 tazas

GUISO DE LENTEJAS

301 Cal. por porción

1 taza de lentejas crudas
3/4 taza de arroz integral
  crudo
1 Cda. de sal
7 tazas de agua

MEZCLE los ingredientes en una olla grande. Cocínelos tapados por 30 minutos.

4 cebollas
1/2 taza de aceite de oliva

REBANE las cebollas y fríalas en el aceite hasta que estén ligeramente doradas. Agregue a las lentejas y al arroz. Cocine el guiso destapado a fuego lento por 5 minutos o hasta que casi todo el líquido esté absorbido. Delicioso frío o caliente.

Da 8 porciones

REPOLLO RELLENO

258 Cal. por porción

10 hojas verdes de repollo

2 tazas de arroz integral
  cocido
1 taza de nueces picadas
1/2 taza de cebolla picada
1/2 taza de apio picado
1/2 taza de espinaca picada
1/2 cdta. de sal
2 Cdas. de salsa soya

Da 5 porciones

MARCHITELAS por 5 minutos sobre vapor.

MEZCLE bien todos los ingredientes. Ponga en cada hoja 1 Cda. de relleno y enróllela. Doble las esquinas para que el relleno no se salga mientras se hornea. Engrase una fuente y ponga el resto del relleno en el fondo. Coloque los rollitos encima. Hornéelos tapados por 25 minutos a 350°.

PILAF DE CEBADA

242 Cal. por porción

4 Cdas. de margarina
2 cebollas medianas
  picadas
1 taza de hongos frescos o
  1 lata de 4 oz.,
  escurridos

FRIA ligeramente en la margarina. Sáquelos de la margarina y póngalos en una fuente.

2 tazas de cebada cruda

FRIA la cebada en la misma margarina revolviendo constantemente. Agregue a la fuente y mezcle.

4 tazas de agua caliente
4 sobres de G. Washington
  Broth

Da 8 porciones

MEZCLE el agua y el caldo y viértalo sobre la fuente. Puede usar 4 Cdas. de McKay's Chicken Style Seasoning para el caldo en vez del G. Washington Broth. Hornée tapado por 1 hora a 350°.

PILAF FESTIVO

200 Cal. por porción

1 taza de apio picado
1 cebolla pequeña picada
4 Cdas. de aceite

FRIA a fuego lento por 5 minutos.

2 cubitos de caldo vegetal
1/2 cdta. de sal
1 lata de 4 oz. de hongos
  con el líquido
8 aceitunas maduras
  rebanadas
2 Cdas. de pasas

AGREGUE estos ingredientes a los anteriores y déjelos hervir.

1 taza de guisantes cocidos
2 tazas de arroz integral
  cocido

Da 4 porciones

AGREGUE los guisantes y el arroz y déjelos calentar. Revuélvalos rápidamente con un tenedor y sirva en seguida.

ASADO DE TOMATES Y NUECES

318 Cal. por porción

2 tazas de nueces picadas
1 taza de papas cocidas
  picadas
1 taza de apio
1 cebolla pequeña, frita
1 lata de 4 oz. de salsa de
  tomate
1 taza de migas de pan
2 cdtas. de salsa soya o
  sal condimentada

Da 6-8 porciones

MEZCLE bien todos los ingredientes. Viértalos en un molde engrasado y hornéelo por 45 minutos a 350°. Para variar puede agregar 1 lata de 4 oz. de hongos.

ALBONDIGAS EN SALSA

237 Cal. por porción

1 taza de papas crudas molidas
1 taza de migas de pan integral
2 cdtas. de harina soya
3 cebollas picadas
1 taza de nueces molidas
1/2 cdta. de salvia (sage)
1/2 cdta. de sal

Da 6 porciones

MEZCLE bien todos los ingredientes. Forme las albóndigas y póngalas en una fuente. Prepare su salsa favorita y viértala sobre las albóndigas. Hornéelas 20-30 minutos a 375°.

ASADO DE LENTEJAS Y TOMATE

303 Cal. por porción

3/4 taza de cebolla picada
4 Cdas. de aceite
1 cdta. de salsa soya

FRIA.

3 Cdas. de harina

AGREGUE lentamente, revolviendo constantemente.

3/4 taza de jugo de tomate

AGREGUE a lo anterior. Revuelva y cocine por unos minutos.

1-1/2 tazas de lentejas
  cocidas
3/4 taza de hojuelas de
  maiz
3/4 taza de nueces picadas
1 cdta. de sal

Da 6 porciones

MAJE las lentejas. Agréguelas a la mezcla de jugo de tomate. Mezcle y vierta en un molde engrasado y hornéelo por 45 minutos a 375°.

ASADO DE REQUESON

303 Cal. por porción

1 cebolla mediana picada
3 Cdas. de margarina

FRIA a fuego lento.

2 tazas de requesón
2 tazas de migas de pan
  integral
1/2 taza de nueces molidas
1 cdta. de salvia (sage)
1 cdta. de sal

Da 6 porciones

MEZCLE bien estos ingredientes junto con la cebolla. Vierta en un molde engrasado y hornéelo por 40 minutos a 350°, o hasta que esté firme.

GLUTEN CASERO (proteina de trigo)

8 tazas de harina para pan
2-1/2 - 3 tazas de agua

MEZCLE la harina con suficiente agua para hacer una masa firme. Forme una bola y amásela por 10 minutos. Colóquela en un recipiente hondo y cúbrala con agua. Déjela reposar por 30 minutos o durante la noche. Amase la bola dentro del agua para extraer el almidón y vuelva a cubrir con agua. Lave la masa repetidamente hasta que al agua salga casi limpia. Lo que queda de la masa es la proteína concentrada y la puede untilizar de las siguientes formas:

BISTEC DE GLUTEN
(Parecido a los Cutlets de Worthington y a los Dinner Cuts de Loma Linda)

4 tazas de caldo vegetal
3 Cdas. de aceite
2 tazas de cebolla picada
6 Cdas. de salsa soya
1/2 taza de jugo de tomate
1 cdta. de sal

MEZCLE todos los ingredientes y hiérvalos. Condimente a su gusto para preparar un delicioso caldo vegetal. Corte el gluten en rebanadas y déjelo cocinar en el caldo a fuego lento primero por 15 minutos y luego hágalo hervir tapado por 30 minutos más. Mantenga el gluten sumergido en el caldo hasta el momento de usarlo. Enfríelo y guárdelo en la refrigeradora. Puede también servirse frito con migas de pan.

---

* **GLUTEN MOLIDO**

   Los siguientes productos comerciales pueden ser sustituídos por gluten molido: Vegetarian Burger (Worthington); Choplet Burger (Worthington); Vegeburger (Loma Linda); Granburger (Worthington) deshidratado: 2-1/3 tazas - 20 oz.

* **BISTECS DE GLUTEN:** Cutlets, Choplets (Worthington); Tender Bits y Dinner Cuts (Loma Linda).

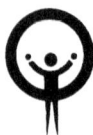

Salsas

SALSA DELICIOSA

1 cebolla pequeña
4 Cdas. de aceite

PIQUE la cebolla y fríala en el aceite.

1/2 taza de cashews
picados o almendras

AGREGUE a la cebolla y dore por 5 minutos.

3 Cdas de harina

AGREGUE la harina y revuelva hasta que esté ligeramente dorada.

3 tazas de agua de papas, fria (agregue más si es necesario)
Vegex o salsa soya a gusto

AGREGUE 2 tazas de líquido frio. Tenga el resto listo, caliente si desea. Este líquido puede ser cualquier caldo vegetal. Agua corriente no dará el mismo sabor. Cuando la mezcla de harina comience a espesar, agregue el resto del líquido y revuelva mientras se espesa. La salsa no debe quedar demasiado espesa.

SALSA DE HONGOS

1 cebolla pequeña picada
1 lata de 4 oz. de hongos
1 lata de sopa de hongos
salsa soya a gusto

ESCURRA los hongos y reserve el líquido. Fría la cebolla y los hongos en margarina. agregue el resto del líquido de los hongos y revuelva para darle la consitencia deseada.

SALSA DE CASHEWS

1 taza de agua
1/2 taza de cashews crudos

PASELOS por la liquadora alrededor de 2 minutos. Debe usar cashews crudos pues el almidón de la nuez es lo que espesará la salsa.

2 cdtas. de Brewer's Yeast
1 cdta. de Italian Seasoning
1 Cda. de salsa soya
1 sobre de G. Washington Broth

AGREGUE. Puede agregar otros condimentos favoritos. Vierta en una sartén.

3/4 taza de agua

DILUYA la mezcla con agua y déjela hervir revolviendo constantemente hasta que se espese.

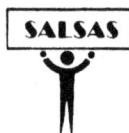

SALSA BLANCA

FINA	MEDIANA	ESPESA	
1 Cda. de aceite	2 Cdas. de aceite	3 Cdas. de aceite	MEZCLE bien sobre fuego mediano.
1 Cda. de harina	2 Cdas. de harina	4 Cdas. de harina	
1/4 cdta. de sal	1/4 cdta. de sal	1/4 cdta. de sal	
1 taza de leche fría	1 taza de leche fría	1 taza de leche fría	AGREGUE lentamente y deje que hierva. Cocine por 2 minutos.

SALSA CREMOSA DE ALMENDRAS

Siga la receta para salsa blanca mediana agregándole 1/3 taza de almendras picadas.

SALSA CREMOSA DE PEREJIL

Siga la receta para salsa blanca mediana agregándole 1/4 taza de perejil picado.

SALSA DE QUESO

Siga la receta para salsa blanca mediana agregándole 1/2 taza de queso American rallado. Revuelva hasta que el queso esté derretido.

SALSA CREMOSA DE HONGOS

Siga la receta para salsa blanca mediana agregándole 1 taza de hongos fritos y 1/2 cdta. de polvo de cebolla. Si usa hongos enlatados, use parte de el líquido con la leche.

SALSA AGRIA

3/4 taza de agua
1/2 taza de papa cocida
1/4 taza de zanahoria cocida
1 Cda. de aceite
1/4 cdta. de sal
1/4 cdta. de Accent
1 Cda. de jugo de limón

PASE los ingredientes por la liquadora hasta que estén suaves. Puede agregar 1/4 cdta. de Smokene si desea. Sirva esta salsa sobre verduras, croquetas o vegetales. Si la sirve sobre verduras o berenjenas, hornée hasta que espese.

SALSA DE HONGOS

1 cebolla pequeña picada
1 tallo de apio picado
2 Cdas. de margarina

FRIA.

1/2 lb. de hongos picados

AGREGUE y fríalos por 5 minutos.

1/2 cdta. de sal
1/2 cdta. de albahaca
  (basil)
1 Cda. de harina

MEZCLE con lo anterior.

1 taza de agua
1 Cda. de jugo de limón

AGREGUE y cocine hasta que la salsa esté espesa. Da aproximadamente 2 tazas.

SALSA CHILE

4 tazas de pulpa de tomate
2 cebollas machacadas
4 ajies verdes
2 ajies rojos
1/4 cdta. de sal
1/2 cdta. de sal de apio

COCINE los ingredientes revolviéndolos a menudo para que no se peguen a la olla. Continúe cocinando hasta que la salsa disminuya a la mitad de la cantidad original.

4 Cdas. de miel
2 Cdas. de jugo de limón

ENDULCE y agríe con la miel y el jugo de limón.

KETCHUP

1 lata de 6 oz. de pasta de
  tomate
2 Cdas. de aceite
2 cdtas. de miel
1 cdta. de sal
2 Cdas. de jugo de limón
polvo de cebolla
ajo a gusto

MEZCLE bien los ingredientes y refrigérelos para unir el sabor. Este ketchup no tiene preservativos y es importante mantenerlo refrigerado.

SALSA TARTARA

1 taza de "mayonesa" soya
1 Cda. de pepinillos
  encurtidos
1 Cda. de perejil
1 cebolla pequeña picada
2 Cdas. de pimiento picado
2 Cdas. de salsa soya

MEZCLE todos los ingredientes y guarde en la refrigeradora hasta que la vaya a usar.

SALSA ITALIANA — Vea la p. 32

SALSA ESPAÑOLA — Vea la p. 32

Versatilidad de los vegetales ...

¿POR QUÉ COMER VEGETALES?

"En la mente popular no hay distinción exacta entre una fruta y un vegetal, excepto cuando este último consiste de un tallo, de hojas o de la raíz de una planta." — Webster's Collegiate Dictionary

Por lo tanto, los vegetales son...

- Tallos: apio, brócoli, espárrago, ruibarbo, etc.
- Hojas: repollo (col), lechuga, espinaca, perejil, etc.
- Raíces: papas, zanahorias, remolachas, nabos, rábanos, cebollas, etc.

Los vegetales son importantes por...

- Sus vitaminas y minerales
- Son una buena fuente de carbohidratos (almidones)
- Proveen bulto en la dieta; ayudan en la digestión y eliminación
- La mayoría son de pocas calorías, pero aún así satisfacen el apetito
- Tienen proteínas
- Tienen muy poca grasa

Los vegetales son versátiles...

- Sopas: de papas (p. 77); de vegetales (p. 81); de calabaza (p. 80); de repollo (p. 82)
- Ensaladas: vea la sección de ensaladas
- Platos básicos
- Panes: de papas (p. 91); de zanahoria (p. 92); de calabaza (p. 99)
- Postres: pastel (pai) de calabaza (p. 144); bizcocho de zanahoria (p. 146)

$\mathcal{N}$utrición ideal

Ejemplo de un menú lacto-ovo-vegetariano para un día.

● Desayuno

	Gramos de proteínas	Calorías[1]
Jugo de naranja	2	110
Avena cocida (1 taza)	5	130
Pasas de uva (1/2 oz.)	0	40
Tostada de pan integral	3	65
Margarina (1 cdta.)	0	35
Leche (1/2 taza)	4	80
	14	460

Total:
60.6 gramos de proteína y 1496 calorías.

● Almuerzo

Arroz integral (1 taza)	4	75
Lentejas (1 taza)	9	180
Brócoli	3.1	26
Margarina (2 cdtas.)	0	70
Pan integral (1 rebanada	3	65
Leche (1 taza)	8	160
Total	27.1	576

Note que este menú es moderado en calorías pero tiene más de lo que se requiere diariamente en proteínas

● Cena

Sopa de habichuelas (2 tazas)	15	300
Pan integral (1 rebanada)	3	65
Margarina (1 cdta.)	0	35
Melón cantalú (mitad)	1.5	60
	19.5	460

¿Necesitan carne los atletas para tener fuerza?

● Con una dieta de grasas y proteínas (de carne) la máxima resistencia de un atleta en trabajo forzado es de 57 minutos

● Con una dieta variada normal (carne y vegetales) la máxima resistencia de un atleta es de 114 minutos

● Una dieta sin carne, alta en carbohidratos da una resistencia de 167 minutos [2]

Referencias:

1. Nutrition Value of Foods, U.S. Dept. of Agriculture, Bulletin No. 72
2. Astrand, Per-Olaf, Something Old and Something New...Very New, Nutrition Today, June 1968, pp. 9-11

$\mathcal{V}$egetales

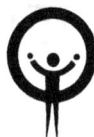

HABICHUELAS TIERNAS CON HIERBAS · 68 Cal. por porción

1 lb. de habichuelas tiernas

LAVE y corte en pedazos.

2 Cdas. de margarina
1 diente de ajo machacado
3/4 taza de cebolla
  machacada
1/4 taza de apio picado

FRIA estos ingredientes por 5 minutos.

1/4 taza de perejil picado
1/4 cdta. de romero
  (rosemary)
1/4 cdta. de albahaca
  (basil)
3/4 cdta. de sal

AGREGUE estos condimentos a los vegetales fritos y cocine tapado a fuego lento por 10 minutos. Mezcle bien con las habichuelas.

Da 6 porciones

HABICHUELAS TIERNAS CON AJONJOLI · 76 Cal. por porción

1 lb. de habichuelas tiernas
  congeladas o frescas

COCINELAS hasta que estén tiernas.

2 Cdas. de semillas de
  de ajonjolí o 1/4 taza de
  almendras picadas
2 Cdas. de aceite

FRIA ligeramente las semillas de ajonjolí o las almendras en el aceite.

1/4 cdta. de sal
1 cdta. de jugo de limón

AGREGUE al aceite y vierta sobre las habichuelas tiernas. Revuelva para mezclar. Esta salsa es deliciosa con brócoli y coliflor.

Da 4 porciones

CROQUETAS DE CALABAZA Y PAPA · 70 Cal. por porción

1-1/2 tazas de calabaza
  rallada, sin pelar
1 taza de papas ralladas,
  si son frescas no las pele
1 cebolla pequeña
  machacada
2 huevos
1/2 taza de migas de pan
1 cdta. de sal
1/4 taza de germen de trigo
1/4 cdta. de albahaca
  (basil)
1/4 cdta. de Italian
  Seasoning

MEZCLE bien todos los ingredientes. Forme las croquetas y hornéelas en un molde plano engrasado hasta que se doren por los lados a 350°. Sírvalas con puré de manzana, salsa de tomate caliente o yogurt.

Da 8 porciones

FIDEOS VERMICELLI A LA SARTEN

3 Cdas. de aceite de oliva
1/4 taza de margarina

CALIENTE en una sartén grande.

1 paquete de 8 oz. de fideos
   de huevo finos
1/2 taza de cebolla picada
1 cdta. de sal
2 dientes de ajo cortados
   por la mitad

AGREGUE estos ingredientes y cocine a fuego mediano. Puede sacar el ajo cuando esté dorado. Revuelva los fideos hasta que estén dorados.

2-1/2 tazas de caldo
1 taza de leche evaporada
1 paquete congelado de
   guisantes

AGREGUE el caldo, la leche y los guisantes y cocine hasta que los fideos estén blandos.

Da 4 porciones

FRITAS DE ZUCCHINI
140 Cal. por porción

2 calabazas zucchini
   grandes
1 cebolla

RALLE la calabaza sin pelar y la cebolla.

1 taza de migas de pan
   condimentadas
1/2 taza de germen de trigo
1 huevo
1 cdta. de sal
   condimentada
migas de pan

MEZCLE los ingredientes y forme las fritas. Páselas por migas de pan y fríalas hasta que estén doradas. Sírvalas con salsa.

Da 6 porciones

ASADO HE HABAS
162 Cal. por porción (con queso)
133 Cal. por porción (sin queso)

1 lb. de habas secas

COCINELAS a fuego lento hasta que estén blandas. Agregue un poco de sal.

2 Cdas. de aceite
1/2 taza de pimiento
   picado
1/4 taza de cebolla rallada

FRIA.

1 lata de 4 oz. de hongos
1 sobre de sopa de tomate,
   Lipton
1 cdta. de sal
1/2 taza de queso rallado,
   opcional

MIDA el líquido de los hongos y el de las habas para obtener 1-3/4 tazas. Si no hay suficiente líquido, agregue agua. Mezcle con el resto de los ingredientes y hornéelo por 30 minutos a 350°.

Da 8 porciones

CALABAZA CRIOLLA

92 Cal. por porción

1/2 taza de cebolla picada
1 diente de ajo machacado
1/2 taza de pimiento
picado
2 Cdas. de aceite

FRIA hasta que estén tiernos.

2 Cdas. de harina
2 tazas de tomates
enlatados

AGREGUE la harina al aceite y lentamente agregue los tomates mezclándolos bien. Cocine a fuego lento.

1 cdta. de azúcar
1/2 cdta. de albahaca
(basil)
1 hoja de laurel
1/2 cdta. de sal

AGREGUE el azúcar y los condimentos y revuelva hasta que se espese.

3 tazas de calabaza acorn,
o butternut picadas

Da 8 porciones

COLOQUE la calabaza en una fuente honda. Cubra con la salsa y hornée por 60 minutos a 350°. Puede servirla sobre arroz.

CALABAZA CON YOGURT

85 Cal. por porción

1/2 taza de cebolla picada
2 Cdas. de aceite

FRIA la cebolla en el aceite hasta que se dore.

2 lbs. de calabaza de
verano (summer squash)

LAVE y corte las calabazas en pedazos de 2 pulgadas.

1 cdta. de sal
1/2 cdta. de paprika
1 cdta. de eneldo (dill)
1 Cda. de jugo de limón
1 Cda. de agua

MEZCLE la calabaza y los condimentos en una olla. Tápela y cocine a fuego lento revolviendo a menudo hasta que la calabaza esté tierna.

2/3 taza de yogurt
1 Cda. de perejil

RETIRE la calabaza del fuego y escúrrala si es necesario. Agregue el yogurt y el perejil. No la recaliente pues el yogurt se separará.

Da 6 porciones

CEBOLLA ASADA

2 cebollas grandes

CORTELAS en rebanadas de 3/8" de ancho. Cocínelas en agua hirviendo por 5 minutos y sepárelas en anillos. Séquelas.

aceite de oliva
1-1/2 tazas de hojuelas de
maíz molidas

SUMERJA los anillos en aceite y luego en las migas. Póngalas en el horno bajo el asador por 10 minutos.

CALABAZA ASADA CON MIEL

183 Cal. por porción

4 calabacitas acorn
  pequeñas

CORTE las calabazas por la mitad. Sáqueles las semillas y membranas.

2 tazas de jugo de naranja
  o agua

COLOQUE las calabazas en una fuente pyrex que mida 8" x 12" a la cual el jugo o el agua se le ha agregado.

4 Cdas. de miel
4 Cdas. de aceite
1/4 cdta. de canela
1/3 cdta. de sal

MEZCLE la miel con el resto de los ingredientes y vierta en el centro de cada mitad de las calabazas. Hornéelas tapadas con papel de aluminio por 30 minutos a 350°. Con una cuchara vierta del jugo de naranja sobre las calabazas y hornéelas destapadas por 30 minutos más.

guisantes con mantequilla

RELLENE el centro de las calabazas con guisantes.

ZUCCHINI CON ARROZ

151 Cal. por porción

1 taza de arroz integral
3 tazas de agua
1 cdta. de sal

TAPE y cocine a fuego lento alrededor de 25 minutos.

3 calabazas zucchini
  pequeñas rebanadas

AGREGUE las calabazas al arroz y continúe cocinando por 15 minutos o hasta que el arroz absorba el líquido.

1-2 Cdas. de margarina

MEZCLE ligeramente con el arroz y el zucchini para servir.

Da 6 porciones

RATATOUILLE

64 Cal. por porción

1 cebolla mediana picada
1 diente de ajo machacado
2 Cdas. de aceite de oliva

FRIA la cebolla y el ajo en el aceite por 5 minutos.

2 zucchinis rebanados
1 berenjena pequeña
  pelada y picada en
  cubitos
1 pimiento verde picado

AGREGUE estos ingredientes al aceite; agregue más aceite si es necesario y fría por 10 minutos revolviendo cuidadosamente.

2 tazas de tomates
  condimentados
1 cdta. de albahaca (basil)
1 Cda. de perejil
1 cdta. de sal

AGREGUE los tomates y condimentos. Reduzca el fuego y tape la sartén. Cocine a fuego lento por 15 minutos. Sirva en sequida con arroz.

Da 8 porciones

VEGETALES

VEGETALES DORADOS

2 Cdas. de margarina
2 Cdas. de harina
1 taza de leche escaldada
1 cdta. de sal
3/4 cdta. de paprika

2 huevos batidos

1-3/4 tazas de maíz en crema
1/3 taza de pimiento verde picado
2 Cdas. de cebolla picada
1-1/2 tazas de zanahorias ralladas

Da 6 porciones

156 Cal. por porción

MEZCLE estos ingredientes para hacer una salsa blanca.

AGREGUE un poco de la salsa a los huevos y mezcle. Agregue los huevos batidos al resto de la salsa.

AGREGUE los vegetales a la salsa. Vierta en una fuente engrasada y hornéela por 50 minutos a 350°.

VARIACION: Si dobla la cantidad de salsa blanca y omite los huevos, obtendrá una sopa espesa y muy deliciosa.

MOLDE DE ARROZ

1 cebolla picada
2 tazas de zanahoria cruda
1 pimiento verde picado
1 lata de 5 oz. de pimientos morrones
1 taza de caldo vegetal
1/2 cdta. de sal

1/2 taza de arroz integral crudo
1/4 taza de aceite

Da 4 porciones

259 Cal. por porción

PASE estos ingredientes por una liquadora. Encienda y apague hasta que los vegetales estén picados. Viértalos en una olla.

AGREGUE estos ingredientes a los vegetales y cocínelos hasta que absorban el líquido y el arroz esté blando. Si es necesario agregue más agua. Apriete el arroz por unos minutos en un molde de gelatina engrasado. Sáquelo del molde y sírvalo.

ZANAHORIAS EN JUGO DE NARANJA

4 zanahorias medianas

1 taza de jugo de naranja
1 Cda. de miel
pizca de sal
Da 6 porciones

43 Cal. por porción

LAVE y córtelas en rebandas de 1/4" de ancho y colóquelas en una sartén.

AGREGUE estos ingredientes a las zanahorias y cocínelas tapadas a fuego lento hasta que estén tiernas.

ZANAHORIAS ASADAS

65 Cal. por porción

1 lb. de zanahorias

LAVE, pele y rebane las zanahorias.

1/2 taza de cebolla
rebanada
2 Cdas. de perejil
1/2 cdta. de sal
1 cdta. de azúcar
2 Cdas. de margarina

ALTERNE capas de zanahorias, cebolla y condimentos en una fuente engrasada. Salpique con pedacitos de margarina.

1/4 taza de agua hirviendo

VIERTA el agua sobre las zanahorias y hornéelas tapadas a 375° hasta que estén tiernas.

Da 6 porciones

MOLDE DE ZANAHORIAS Y GUISANTES

171 Cal. por porción

1 taza de salsa blanca fría
3 tazas de zanahorias
majadas
3 huevos
2 tazas de guisantes

BATA la yemas de los huevos hasta que estén espesas. Agregue a la salsa blanca. Revuelva las zanahorias en la salsa. Bata las claras de los huevos y agréguelas mezclándolas con movimiento envolvente. Vierta la mezcla en un molde redondo engrasado y hornéelo por 1 hora a 350°. Sáquelo del molde y sírvalo con guisantes cocidos y sazonados con sal y margarina en el centro. Adórnelo con perejil fresco. Sirva caliente.

Da. 6 porciones

MOLDE DE MAIZ

355 Cal. por porción (con salsa)

1-1/4 tazas de migas de
galletas
1 cebolla mediana picada
1/4 taza de aceite

FRIA la cebolla y las migas en el aceite hasta que se doren.

2 huevos
1 cdta. de sal
1 lata de 16 oz. de maíz
en crema
2/3 taza de leche

AGREGUE estos ingredientes y mezcle bien. Viértalos en un molde redondo engrasado y harinado. Hornéelo por 30 minutos a 350° o hasta que esté firme. Sáquelo del molde y sírvalo con salsa criolla en el centro.

Da 6 porciones

SALSA CRIOLLA

1 lata de 4 oz. de hongos
1 pimiento verde picado
2 Cdas. de aceite

ESCURRA los hongos y fríalos en aceite junto con el pimiento.

1 cdta. de azúcar
1 cdta. de sal
2 cdtas. de maicena

AGREGUE estos ingredientes a los anteriores.

1 lata de 16 oz. de tomates

AGREGUE los tomates y cocínelos revolviendo constantemente hasta que se espese la salsa.

Da 6 porciones

PAPAS CON CURRY

4 papas medianas
4 huevos duros

HIERVA las papas con la cáscara. Pele y córtelas en rebanadas. Alterne capas de papas y huevos duros en rebanadas en una fuente engrasada.

1 lata de 10 oz. de sopa de
  nongos
1 taza de "mayonesa" soya
  o crema agria
1/2 taza de leche
1 cdta. de polvo curry
1/2 cdta. de sal

MEZCLE estos ingredientes y vierta entre cada capa de papas y huevos. Salpique la última capa con migas de pan condimentadas. Hornée por 30 minutos a 350°.

Da 6 porciones

TOMATES RELLENOS

6 tomates medianos

CORTE la parte de arriba del tomate en forma de zig zag. Con una cuchara saque la pulpa del tomate y resérvela. Reserve la tapa del tomate.

3/4 taza de germen de trigo

1/3 taza de margarina
  derretida
1/2 cdta. de ralladura de
  limón
1 Cda. de jugo de limón
1 cdta. de orégano
1/2 cdta. de sal de cebolla

MEZCLE estos ingredientes junto con la pulpa del tomate. Rellene los tomates. Colóquelos en una fuente y ponga de vuelta la tapa de los tomates. Hornéelos por 15 minutos a 400° hasta que estén calientes.

Da 6 porciones

HONGOS RELLENOS

18 hongos medianos

LAVELOS y con cuidado corte los tallos. Coloque los hongos en una fuente engrasada. Pique los tallos de los hongos.

2 Cdas. de aceite

FRIA los tallos picados en el aceite.

1/2 taza de germen de trigo
2 Cdas. de cebolla picada
2 Cdas. de perejil picado
1 Cda. de semilla de
  ajonjoli
1/4 cdta. de romero
  (rosemary)
1/4 cdta. de sal
2 Cdas. de queso rallado,
  opcional

AGREGUE estos ingredientes a los tallos en la sartén y mézclelos bien. Rellene los hongos y hornéelos por 10 minutos a 400°. Estos hongos rellenos son magníficos para servir como entremeses.

CROQUETAS DE PAPAS

74 Cal. por croqueta

1 cebolla picada
2 Cdas. de aceite

FRIA la cebolla hasta que se dore.

2 tazas de papas majadas, puede utilizar papas majadas que haya guardado de otro día

MEZCLE las papas con la cebolla y forme las croquetas. Páselas por harina y fríalas por ambos lados, u hornéelas en horno moderado hasta que se doren.

BATATAS HAWAIANAS

202 Cal. por porción

2 lbs. de batatas cocidas o enlatadas

CORTE las batatas en rebanadas y póngalas en una fuente engrasada.

1 guineo maduro

REBANE y coloque sobre las batatas.

1/2 taza de jugo de naranja

VIERTA el jugo por encima de las batatas.

1/2 cdta. de sal

SALPIQUE la sal.

1/4 taza de nueces
1/4 taza de coco rallado

SALPIQUE las nueces y el coco y hornéelas tapadas por 30 minutos a 350°.

Da 4 porciones

BATATAS CON MANZANAS

222 Cal. por porción

6 batatas cocidas, frías
4 manzanas grandes y agrias

PELE las batatas y las manzanas. Rebánelas y alterne en capas en una fuente engrasada. Ponga pedacitos de margarina y salpique azúcar morena entre cada capa. Hornéelas por 1 hora a 350°. Sírvalas caliente.

Da 6 porciones

SORPRESA DE PIÑA Y REMOLACHA

116 Cal. por porcion

6 remolachas medianas cocidas

REBANELAS en una olla.

1 lata mediana de piña picada
jugo de 1 limón
1 cdta. de maicena

AGREGUE la piña con su jugo, el jugo de limón y mezcle la maicena. Cocine a fuego lento revolviendo hasta que espese.

1 cdta. de margarina

AGREGUE la margarina y azúcar a su gusto si es necesario. Caliente a fuego lento.

Da 6 porciones

REPOLLO IDEAL

112 Cal. por porción

1 repollo entero cortado

SALCOCHE ligeramente.

1 taza de apio picado
1/2 taza de cebolla picada
1/2 taza de pimiento
   picado
1/2 lata de Vegeburger*

FRIA estos ingredientes en un poco de aceite.

1 lata de 4 oz. de salsa de
   tomate
ajo machacado
perejil
orégano
sal
Italian Seasoning

MEZCLE.

1/2 taza de queso rallado

Da 8 porciones

ALTERNE capas de repollo y salsa en una fuente. Salpique el queso rallado por encima. Hornée por 30 minutos a 350°.

COLIFLOR CON QUESO

282 Cal. por porción

3 tazas de coliflor picado

COCINE la coliflor hasta que esté apenas tierna.

3 tazas de salsa blanca
1 pimiento verde picado
1 taza de puré de tomate

MEZCLE estos ingredientes con la coliflor caliente. Agregue sal a gusto. Vierta sobre una fuente.

1/2 taza de migas de pan
1 taza de queso crema
   cortado en pedacitos
2 Cdas. de margarina
   derretida

Da 6 porciones

MEZCLE y esparza por encima de la coliflor. Hornéela tapada a 350° hasta que esté caliente. Destápela y deje que el queso se dore bien.

ESPINACA DELICIOSA

77 Cal. por porción

2 paquetes congelados de
   10 oz. de espinaca
   picada

COCINELA y escúrrala.

2 Cdas. de sopa de cebolla
   (polvo)

AGREGUE a la espinaca caliente. Déjela enfriar.

1 taza de crema agria
migas de pan condi-
   mentadas

AGREGUE la crema a la espinaca. Salpique con las migas de pan. Hornéela destapada por 20 minutos a 300°. Pruebe esta receta con otras verduras también.

Da 8 porciones

* Vea la p. 61

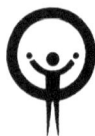

Sopas

SOPA DE "POLLO"

195 Cal. por porción

2 papas medianas

PELE y cocine por 8 minutos.

1/4 taza de perejil picado
1 tallo de apio picado
1-1/2 tazas de agua
1/2 cdta. de sal
1 cebolla picada
2 hojas de laurel

AGREGUE estos ingredientes a las papas y cocínelos a fuego lento hasta que estén blandos. Májelos.

2 huevos revueltos majados
1/2 taza de leche
1 Cda. de margarina
2 cdtas. de McKay's
   Chicken Style Seasoning

Da 4 porciones

AGREGUE el resto de los ingredientes y caliente. Agregue suficiente leche para obtener la consistencia deseada.

SOPA DE "POLLO" Y FIDEOS

155 Cal. por porción

1 taza de cebolla picada
2 Cdas. de aceite

FRIA la cebolla en el aceite en una olla grande para sopas hasta que se dore.

6 tazas de agua
2 papas picadas
1 lata de 13 oz. de Soya-
   meat Chicken Style
   picado con su salsa
2 Cdas. de McKay's
   Chicken Style Seasoning
1/4 taza de perejil picado

AGREGUE estos ingredientes y hiérvalos hasta que las papas comiencen a ablandarse.

1 taza de fideos finos para
   sopa
Da 10 porciones

AGREGUE y cocínelos hasta que estén blandos.

SOPA DE CREMA DE MAIZ

110 Cal. por porción

1 taza de papas picadas
   crudas
1 taza de cebolla picada
1/2 taza de apio picado
1/4 taza de pimiento
3/4 taza de agua hirviendo
1 sobre de G. Washington
   Broth

MEZCLE todos los ingredientes. Caliéntelos hasta que hiervan. Reduzca el calor. No sobre-cocine los vegetales.

1 lata de 16 oz. de maíz en
   crema
1-1/2 tazas de leche
1-1/2 cdtas. de sal

Da 6 porciones

AGREGUE a lo anterior y caliente hasta que esté a punto de hervir. Sirva.

POTAJE VICTORIA
169 Cal. por porción

1 papa grande
2 tazas de maíz en crema
1 taza de espárragos cortados (congelados o enlatados)
2 tazas de agua

COCINE estos vegetales. Mézclelos bien en una liquadora o muélalos.

2 tazas de crema
2 tazas de leche
1-1/2 cdtas. de sal
1-1/2 cdtas. de Accent

AGREGUE estos ingredientes y caliente.

Da 8 porciones

SOPA DE PAPAS Y CEBOLLA
136 Cal. por porción

1 cebolla mediana picada
2 papas picadas
2 tazas de agua

COCINE en una olla grande hasta que las papas estén blandas.

2 cdtas. de sal
2 Cdas. de margarina
4 tazas de leche

AGREGUE y caliente sin dejar que hierva.

1 cdta. de perejil

SALPIQUE por encima cuando sirva la sopa.

Da 8 porciones

SOPA HOLANDESA DE PAPAS
207 Cal. por porción

1 cebolla mediana picada
3 Cdas. de aceite

FRIA la cebolla en la olla para sopas.

3 papas medianas rebanadas
3 tazas de agua (suficiente para cubrir)

AGREGUE a la cebolla.

1 taza de leche evaporada
1 taza de requesón
1 Cda. de perejil

AGREGUE la leche dejando que hierva un poco y agregue el requesón y el perejil revolviendo cuidadosamente.

Da 6 porciones

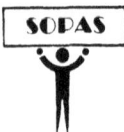

SOPA DE GUISANTES

100 Cal. por porción

1 lb. de guisantes verdes
secos
4 tazas de agua
1 tallo de apio picado
1 zanahoria picada
1 cebolla picada
3/4 cdta. de tomillo
(thyme)
1 hoja de laurel
sal a gusto

Da 10 porciones

MEZCLE todos los ingredientes en una olla y hiérvalos por 20 minutos. Reduzca el calor y cocínelos a fuego lento hasta que los guisantes se ablanden, aproximadamente 1 hora. Pase la sopa por un colador y sírvala.

SOPA DE LENTEJAS

172 Cal. por porción

2 tazas de lentejas secas
1/2 taza de cebolla picada
1/2 taza de apio picado con
las hojas
1/4 taza de perejil picado
1/2 cdta. de sal
6 tazas de agua
2 tazas de tomates

MEZCLE en una olla. Déjelos hervir lentamente y luego cocine a fuego lento por 1 hora o hasta que las lentejas se ablanden. Agregue más agua si es necesario. Maje las lentejas.

1/4 cdta. de tomillo
(thyme)
1 Cda. de aceite
1 Cda. de margarina
1 Cda. de Vegex o salsa
soya
agua adicional para obtener
la consistencia deseada

Da 10 porciones

MEZCLE con las lentejas y caliéntelas para servir.

SOPA DE VEGETALES

102 Cal. por porción

1/2 taza de habichuelas
blancas
1/2 taza de cebada perlada

HIERVA las habichuelas y la cebada en 6 tazas de agua hasta que estén blandas.

2 tallos de apio con hojas
picado
1 zanahoria picada
1 cebolla picada
2 remolachas picadas
2 papas picadas
perejil
sal
1 sobre de G. Washington
Broth

AGREGUE a lo anterior.

1/2 taza de jugo de tomate

Da 10 porciones

AGREGUE cuando los vegetales estén apenas tiernos.

SOPA DE HABICHUELAS

269 Cal. por porción

1 paquete de 1 lb. de
   habichuelas

REMOJE las habichuelas durante la noche en agua caliente. Cocínelas hasta que estén blandas. Májelas parcialmente.

1 cebolla picada
1 taza de zanahorias
   picadas
1 taza de apio picado
1/4 cdta. de semilla de
   comino
1/2 cdta. de Accent
sal a gusto

AGREGUE el resto de los ingredientes a las habichuelas y cocine a fuego lento hasta que estén blandos.

Da 6 porciones

SOPA ESPECIAL DE HABICHUELAS

220 Cal. por porción

1 lb. de habichuelas
   cocidas

DEBEN tener por lo menos 6 tazas de líquido.

2 Cdas. de aceite de oliva
1 cebolla picada
1 diente de ajo machacado
3 tallitos de perejil
   machacado
3 tallos de apio picado
1 taza de papas picadas
1 taza de repollo rallado

FRIA todos estos ingredientes en el aceite y agréguelos a las habichuelas.

1 taza de macarrones
   cocidos
1 Cda. de sal
1 taza de tomates cocidos o
   enlatados

AGREGUE a las habíchuelas y a los vegetales y cocine a fuego lento por 15 minutos más.

Da 8-10 porciones

SOPA DELICIOSA DE ESPARRAGOS

276 Cal. por porción

1-1/2 tazas de leche
1 lata de 10 oz. de sopa de
   espárragos

MEZCLE en baño María.

1/2 cdta. de sal
2 Cdas. de margarina

AGREGUE y caliente.

1 pimiento
3 tomates medianos

REBANE el pimiento y agregue junto con los tomates picados. Caliente a fuego lento hasta que los vegetales estén tiernos. Sirva en sequida.

Da 3 porciones

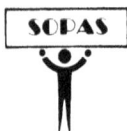

SOPA DE CALABAZA

181 Cal. por porción

2 tazas de calabaza cocida,
  majada
1 cebolla picada
1/2 cdta. de salvia (sage)
1/2 cdta. de semilla de apio
1 cdta. de perejil
2 cdtas. de sal
3 tazas de agua

MEZCLE todos los ingredientes en una olla. Cocínelos tapados a fuego lento por 30 minutos. Déjelos enfriar y páselos por la liquadora para hacer un puré.

1 Cda. de harina soya
1 Cda. de aceite
1/2 taza de agua
1/2 cdta. de Accent
2 tazas de leche evaporada
1 Cda. de perejil

MEZCLE el aceite con la harina. Gradualmente agregue el agua para preparar una mezcla suave. Diluya con el resto del agua y la leche. Agregue al puré. Agregue los condimentos y caliente bien.

Da 6 porciones

SOPA CHINA

127 Cal. por porción

2 Cdas. de cebolla
  machacada
2 Cdas. de aceite o
  margarina

FRIA.

1 cdta. de sal
2/3 taza de arroz crudo
3 tazas de agua
2 tazas de agua de papa
  o caldo

AGREGUE estos ingredientes a la cebolla y cocine hasta que el arroz esté apenas blando.

1 huevo duro bien picado

AGREGUE el huevo y sirva caliente.

VARIACION: Puede agregar caldo de pollo vegetal.

Da 6 porciones

BORSCHT RAPIDO

109 Cal. por porción

3/4 taza de yogurt
1 taza de crema agria
1 Cda. de jugo de limón
1/4 cdta. de sal
1/4 cdta. de polvo de
  cebolla
1-1/2 tazas de remolachas
  cocidas picadas

PASE todos los ingredientes por la liquadora hasta que estén suaves. Sirva la sopa fría con un poco más de yogurt por encima.

Da 6 porciones

BORSCHT ROJO

93 Cal. por porción

1 cebolla picada
2 zanahorias picadas
2 tallos de apio picado
1/2 repollo rallado
3 papas picadas
3 remolachas ralladas
4 Cdas. de aceite

FRIA los vegetales en el aceite en una olla grande.

2 tazas de tomates
enlatados
condimentados
3 cdtas. de jugo de limón

AGREGUE y cocine a fuego lento por 10 minutos.

8 tazas de agua
2 Cdas. de McKay's Beef
Style Seasoning
1 cdta. de semilla de eneldo (dill)
sal a gusto

AGREGUE y cocine a fuego lento hasta que los vegetales estén tiernos. Ponga una cucharada de crema agria encima de cada plato de sopa.

Da 12 porciones

SOPA CREMOSA DE VEGETALES

240 Cal. por porción

4 papas medianas picadas
1 cebolla picada
1 paquete de 10 oz. de zanahorias congeladas
6 tazas de agua
2 cdtas. de sal

HIERVA los vegetales hasta que estén apenas cocidos.

1 paquete congelado de 10 oz. de guisantes

AGREGUE a los otros vegetales.

1/4 taza de aceite
1/2 taza de harina
1 cdta. de sal
1/2 cdta. de Accent

MEZCLE estos ingredientes en una sartén para preparar una salsa blanca.

2 tazas de leche evaporada

AGREGUE la leche y revuelva constantemente hasta que espese. Gradualmente agregue el agua de los vegetales para diluir la salsa. Cocine la salsa por 10 minutos. Agregue la salsa blanca a los vegetales y revuelva bien. Caliente.

Da 8 porciones

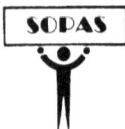

MINESTRONE A LA MILANESA

192 Cal. por porción

1 / 4 taza de aceite de oliva
1 diente de ajo machacado
1 cebolla machacada
1 Cda. de perejil picado
pizca de albahaca (basil)

FRIA estos ingredientes ligeramente en una olla.

3 tazas de tomates frescos
  o enlatados
2 tallos de apio picado
2 zanahorias picadas
2 papas picadas
2 tazas de zucchini picado
1 taza de repollo rallado
2 tazas de habichuelas
  tiernas picadas
6 tazas de agua caliente

AGREGUE estos ingredientes y cocínelos por 30 minutos.

1 / 2 taza de arroz integral
  crudo

AGREGUE el arroz y cocínelo hasta que esté blando. Para preparar minestrone como en el sur de Italia, agregue coditos en vez de arroz.

Da 8 porciones

SOPA DE TOMATE

250 Cal. por porción

4 Cdas. de harina
4 Cdas. de aceite

MEZCLE como si fuera a preparar salsa blanca.

1 / 2 cdta. de sal
2 tazas de puré de tomate

AGREGUE y deje que hierva por 1 minuto para que los tomates se cocinen.

2 tazas de leche caliente

AGREGUE la mezcla de tomate a la leche para evitar que la leche se corte.

Da 4 porciones

SOPA DE REPOLLO

267 Cal. por porción

2 tazas de repollo rallado
1 / 2 taza de almendras
  crudas picadas
1 / 2 taza de agua
3 Cdas. de margarina
1 cdta. de paprika
sal a gusto

MEZCLE y cocine por unos minutos.

1 huevo batido
4 tazas de leche

MEZCLE el huevo con la leche y agregue al repollo. Caliente bien pero no deje que hierva. Salpique con queso rallado.

Da 6 porciones

¿Continúa siendo el sostén de la vida?

¿Qué tiene el trigo entero que le falta a la harina blanca?

- Vitaminas y minerales (la harina blanca pierde del 50-90% de éstos en el proceso de refinamiento)
- Más y mejores proteinas
- Grasas aprovechables
- Fibras necesarias para regularizar la eliminación

¿Qué es pan enriquecido?

- Es pan blanco al que se le ha agregado nutrimentos (sólo 4 de más de 20 que se pierden en la molienda)[1]
  - Tres de las vitaminas B: Tiamina, Riboflavina y Niacina
  - Hierro
  - A veces calcio y vitamina D

¿Por qué es conveniente usar varios cereales en el pan?

- Mejora el valor alimenticio (ej.: trigo, avena, centeno, millo)
  Pruebe el pan de cereales mixtos, p. 87

¿Qué levadura se recomienda usar con moderación?

- Soda — solamente si es neutralizada para que no queden residuos después de hornear (1/4 cdta. de soda se neutraliza con 1 taza de leche agria, o con 4 oz. de chocolate de cocinar, jugo de fruta, melaza, azúcar morena o azúcar)

¿Cúal es la forma más saludable de leudar?

- Levadura pues no tiene residuos salinos dañinos
- El aire y el vapor se pueden usar eficazmente

PANES

DESAYUNOS

Desayunos abundantes ¿Por qué?

- Los alimentos se digieren mejor temprano en el día
- El cuerpo necesita energía para el trabajo del día
- Un desayuno abundante se "quema" durante el día
- El desayuno ideal debe contener de 1/3 a la mitad de los alimentos requeridos para el día

¿Por qué muchas personas omiten el desayuno?

- Porque no entienden la importancia de esta comida
- Para adelgazar (cuando se satisface el hambre temprano en la mañana se disminuye el deseo de comer demasiado durante el día)
- Por falta de apetito (debido a estar mal acostumbrados o por alimentos pesados y no digeridos durante la noche)
- Por no tener tiempo, por dormir más en la mañana

¿Quiénes omiten el desayuno?

- Niños

  Sólo uno en 20 recibe un buen desayuno
- Adolescentes

  48% de las niñas no toman desayuno

  24% de los muchachos omiten esta comida
- Adultos

  46% de los adultos no toman desayuno[2]

¿Cuando y cuan a menudo se debe comer?

- Debe haber de 5-6 horas de intervalo entre las comidas para la mayoría de los adultos
- Si se come una tercera comida debe hacerse varias horas antes de ir a la cama
- Los excesos de grasas se depositan en el sistema circulatorio creando una tendencia a endurecer las arterias
- De acuerdo a las estadísticas de seguros de vida, la mayor parte de los americanos tienen sobre peso, por lo tanto...
- Para adultos es preferible dos comidas al día, evitando la cena
- Es más fácil perder peso omitiendo la cena que el desayuno debido a la falta de ejercicio después de la cena

Referencias:

1. Czermejewski, C. P. et. al., The Minerals of wheat, flour and bread. Cereal chemistry, 41: 1964
2. Breakfast Source Book, Cereal Institute, Inc., Chicago, Illinois 1966

Panes

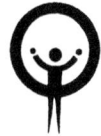

RECETA BASICA PARA PAN

4 tazas de agua tibia
3 sobres de levadura

DISUELVA la levadura en el agua.

1/3 taza de miel
1/3 taza de aceite
1 Cda. de sal
1-3/4 tazas de leche
   descremada en polvo

AGREGUE a la levadura y mezcle bien.

5 tazas de harina integral

AGREGUE la harina y mezcle bien.

4-5 tazas de harina
   enriquecida

AGREGUE 3 tazas de la harina y mezcle bien. Vuelque la masa sobre una superficie harinada y amásela por 10 minutos, agregando harina según sea necesario, hasta que la masa no se pegue. Coloque la masa en una fuente grande y honda aceitada. De vuelta a la masa una vez para que ambos lados queden aceitados. Deje levantar la masa hasta que doble su tamaño. Golpée la masa para bajarla y amásela de nuevo. Divida la masa en 3 porciones y forme los panes. Póngalos en moldes engrasados y déjelos levantar de nuevo hasta que doblen su tamaño. Hornéelos por 45 minutos a 350°. Cubra los panes con papel de aluminio si nota que se doran muy rápidamente.

Da 3 panes

PAN 100% INTEGRAL

1 taza de agua tibia
1 Cda. de miel
2 sobres de levadura

MEZCLE estos ingredientes en una fuente honda y déjelos reposar por unos 10 minutos.

3 tazas de agua caliente
1/3 taza de miel
4 Cdas. de aceite
1 Cda. de sal
4 tazas de harina integral

MEZCLE estos ingredientes en una fuente grande en el orden dado. Deje reposar por un rato hasta que se entibie. Cuando esté tibio agregue a la mezcla de la levadura. Bata los ingredientes con una mezcladora eléctrica o vigorosamente a mano. Deje levantar la masa en un lugar tibio por 15 minutos.

5 tazas apr. de harina
   integral entibiada en el
   horno a 250°

AGREGUE suficiente harina tibia para hacer una masa fácil de manejar. Amase por 5 minutos. Golpée con fuerza la masa sobre la tabla de amasar. Divida la masa en 3 porciones y forme los panes. Póngalos en moldes engrasados y déjelos reposar por 12 minutos. Hornéelos por 15 minutos a 250°, luego levante la temperatura del horno a 350° y hornéelos por 45 minutos más.

Da 3 panes

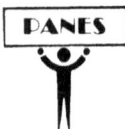

PAN BLANCO ENRIQUECIDO

3 tazas de leche

ESCALDE la leche y déjela reposar hasta que se entibie.

2 sobres de levadura
2 Cdas. de miel

SALPIQUE la levadura en la leche; agregue la miel y deje reposar por 5 minutos.

6 tazas de harina
  enriquecida
1/2 taza de harina soya
3/4 taza de leche en polvo
4 cdtas. de sal

CIERNA los ingredientes. Agregue la mitad de la mezcla de harina a la leche y bata con una mezcladora eléctrica hasta que esté suave.

2 Cdas. de aceite
1/4 taza de germen de trigo

AGREGUE y mezcle el resto de la harina para hacer una masa firme. Amásela por 5 minutos hasta que esté suave y elástica. Colóquela en una fuente honda aceitada y de vuelta una vez para que ambos lados queden aceitados. Cúbrala con una toalla húmeda y déjela levantar hasta que doble su tomaño. Golpée la masa para bajarla y déjela levantar de nuevo. Golpéela de nuevo y amase ligeramente y divídala en panes. Póngalos en moldes engrasados y déjelos levantar de nuevo. Hornéelos por 50 minutos a 350°.

Da 2-3 panes

PAN DULCE

4 tazas de agua tibia
3 sobres (3 Cdas.) de
  levadura

DISUELVA la levadura en el agua.

1/2 taza de azúcar morena
2 Cdas. de sal
1/2 taza de aceite (puede
  ser más)

AGREGUE a la levadura.

6 tazas de harina integral
6 tazas de harina blanca

AGREGUE las harinas alternándolas para conseguir la consistencia deseada. Use menos harina si prefiere el pan más húmedo.

AMASE por 10-15 minutos. Ponga la masa en una fuente honda aceitada, dando vuelta a la masa una vez para que ambos lados queden aceitados. Coloque la fuente en un lugar tibio por 1-1/2 horas o hasta que doble su tamaño.

DIVIDA la masa en 3-4 porciones. Forme los panes y póngalos en moldes engrasados. Déjelos reposar por 1/2 hora cubiertos con una toalla húmeda. Hornéelos por 45 minutos a 350°.

Da 3-4 panes

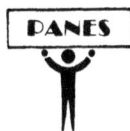

PAN DE GRANOS

1/2 taza de agua tibia 3 sobres de levadura	DISUELVA la levadura en el agua.
4 tazas de agua tibia 2 Cdas. de azúcar 1 taza de germen de trigo 1 taza de avena 1 taza de harina centeno 2 tazas de harina sin blanquear	AGREGUE la levadura disuelta a estos ingredientes. Mezcle bien para obtener la consistencia de una masa esponjosa. Deje levantar la masa hasta que esté espumosa, alrededor de 30 minutos.
2 Cdas. de sal 6 Cdas. de aceite 3/4 taza de miel 5 tazas de harina integral 2 tazas apr. de harina enriquecida	AGREGUE estos ingredientes para hacer una masa firme. Amásela hasta que esté suave. Cubra la masa y déjela levantar hasta que doble su tamaño. Golpée la la masa para bajarla y divídala en panes o panecillos. Ponga los panes en moldes engrasados y déjelos levantar de nuevo hasta que doblen su tamaño. Hornéelos por 45 minutos a 1 hora a 350°.

Da 4 panes

PAN DELICIOSO DE AVENA

2 tazas de avena 1/2 taza de aceite 1/2 taza de azúcar 1/4 taza de melaza 1 Cda. de sal	MEZCLE estos ingredientes en una fuente grande.
2 tazas de agua hirviendo	VIERTA sobre los ingredientes anteriores.
4 Cdas. de levadura seca 1/2 taza de agua tibia	DISUELVA la levadura en el agua.
2 tazas de agua fría	AGREGUE el agua a la primera mezcla, y luego agregue la levadura.
1/2 taza de germen de trigo 1/2 taza de harina soya 2 tazas de harina integral 6 tazas de harina enriquecida	AGREGUE estos ingredientes y amase. Ponga la masa en una fuente aceitada dando vuelta a la masa una vez para que ambos lados queden aceitados. Déjela levantar hasta que doble su tamaño. Golpée la masa para bajarla y divídala en panes. Póngalos en moldes engrasados y déjelos levantar hasta que doblen su tamaño. Hornéelos por 40 minutos a 350°.

Da 3 panes

PAN DE AVENA

2 tazas de avena 3/4 taza de aceite 1/4 taza de azúcar morena 1/4 taza de melaza 1 Cda. de sal	MEZCLE estos ingredientes en una fuente grande y honda.
2 tazas de agua hirviendo 2 tazas de agua fría	VIERTA el agua hirviendo sobre los ingredientes anteriores y mezcle bien. Agregue el agua fría y mezcle de nuevo.
3 sobres de levadura 1/2 taza de agua tibia	DISUELVA la levadura en el agua tibia. Agréguela a los ingredientes anteriores y mezcle bien.
1/2 taza de germen de trigo 2 tazas de harina integral 6 tazas apr. de harina enriquecida	AGREGUE gradualmente el germen de trigo y la harina hasta que se haga difícil mezclar. Vuelque la masa sobre una superficie harinada y amásela con el resto de la harina hasta que esté suave. Ponga la masa en una fuente honda aceitada y déjela levantar en un lugar tibio hasta que doble su tamaño. Golpée la masa para bajarla y amásela de nuevo. Divida la masa y forme los panes y póngalos en moldes engrasados. Déjelos levantar hasta el borde del molde. Hornéelos por 45 minutos a 375°.
Da 3 panes	

PAN DE AVENA CON FRUTAS

1 sobre de levadura 1/2 taza de agua tibia	DISUELVA la levadura en el agua.
1 taza de agua caliente 1 Cda. de aceite 1/2 cdta. de sal 1/2 taza de avena	MEZCLE estos ingredientes y déjelos reposar hasta que estén tibios. Agréguelos a la levadura.
2 Cdas. de melaza 2 Cdas. de azúcar morena 1/2 taza de harina	AGREGUE a los anteriores y mezcle hasta que tenga una masa esponjosa. Revuélvala hasta que esté suave. Cúbrala con una toalla y déjela reposar en un lugar tibio por 10 minutos.
1/4 taza de pasas 1/2 taza de albaricoques secos picados	AGREGUE las frutas secas a la masa.
2 tazas de harina integral 1 taza apr. de harina blanca enriquecida	AGREGUE la harina y amase por 10 minutos. Forme una bola y colóquela en una fuente honda aceitada dándola vuelta una vez para que ambos lados queden aceitados. Cubra la masa y déjela levantar hasta que doble su tamaño. Golpée la masa para bajarla y amásela de nuevo. Forme el pan y póngalo en un molde engrasado y déjelo levantar. Hornéelo por 10 minutos a 400° y luego por 45 minutos más a 325°.
Da 1 pan	

PAN DE AVENA SIN AMASAR

2 tazas de agua hirviendo
1 taza de avena
1/3 taza de aceite
1/2 taza de melaza
1 Cda. de sal

MEZCLE estos ingredientes en una fuente grande y honda y déjelos reposar hasta que se entibien.

2 sobres de levadura
2 huevos, opcional

AGREGUE estos ingredientes cuando la mezcla esté tibia. Bátalos bien.

1/2 taza de harina centeno
1/2 taza de harina soya
1/2 taza de germen de trigo
2 tazas de harina integral
2 tazas apr. de harina
   blanca enriquecida

AGREGUE las harinas gradualmente, mezclando bien cada vez que las agrega. Puede sustituir las harinas de centeno y soya por otras si no puede conseguirlas. Ponga la masa en una fuente honda y aceite la masa. Cubra la masa y refrigérela por 2 horas o durante la noche. Vuélquela sobre una superficie harinda y golpéela para bajarla. Divida la masa en dos porciones y forme los panes. Póngalos en moldes engrasados y aceite la superficie de los panes. Déjelos levantar en un lugar tibio. Hornéelos por 45 minutos a 350°. Si desea preparar panecillos, hornéelos por 25 minutos.

Da 2 panes

PAN DE TRIGO GERMINADO SIN HARINA

1 lb. de granos de trigo

REMOJE los granos de trigo en agua tibia por 4 horas. Escúrralos y déjelos germinar, esto tomará alrededor de 20 horas más. Para germinar el trigo puede usar un pote grande de cristal. Póngalo de lado para que quede algo de agua. En pocas horas podrá notar pequeños brotes blancos. Enjuague el trigo en agua fresca. Una vez que todos los granos hayan germinado, muélalos bien finos. Deberá molerlo 2 veces.

1 Cda. de margarina blanda
2 Cdas. de azúcar morena

AGREGUE estos ingredientes al trigo molido.

1 sobre de levadura
2 Cdas. de agua tibia

DISUELVA la levadura en el agua y agregue al resto. Amase sobre una superficie harinada. Forme el pan y póngalo en un molde engrasado. Déjelo levantar hasta que doble su tamaño, alrededor de 1 hora. Hornéelos por 40-50 minutos a 375°.

Da 1 pan

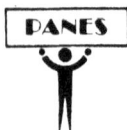

PAN INTEGRAL BATIDO

2 sobres de levadura
5 tazas de agua tibia

DISUELVA la levadura en el agua y déjela reposar por 10 minutos.

5 Cdas. de azúcar morena
2 tazas de afrecho (bran)
2 Cdas. de sal
1 taza de germen de trigo
5 tazas de harina
  enriquecida
4 tazas de harina integral
2 tazas de nueces picadas,
  opcional
2 tazas de pasas, opcional

AGREGUE estos ingredientes a la levadura y revuélvalos hasta que estén bien unidos. Ponga la masa en moldes engrasados y déjelos levantar hasta que doblen su tamaño. Hornéelos por 45 minutos a 1 hora a 350°.

Da 4 panes

PAN DE TRIGO GERMINADO

1 taza de granos de trigo

CUBRA los granos con agua y remójelos durante la noche. Escúrralos y déjelos en el colador por 12 horas, enjuagándolos periódicamente y tapándolos con una toalla húmeda.

2 sobres de levadura
1/2 taza de agua tibia
1 cdta. de azúcar

MEZCLE y déjelos reposar por 10 minutos.

2 tazas de agua tibia

TOME el trigo germinado que dará apr. 2 tazas y páselo por la liquadora, usando la mitad del trigo y la mitad del agua cada vez. Agregue a la levadura.

2 Cdas. de melaza
2 cdtas. de sal
2 Cdas. de aceite
5 tazas apr. de harina
  integral

AGREGUE a los anteriores y mezcle bien. Use suficiente harina para obtener una consistencia mediana. Ponga la masa en una fuente honda aceitada y déjela levantar hasta que doble su tamaño. Golpée la masa para bajarla, amase ligeramente y déjela levantar de nuevo. Baje de nuevo la masa y divídala en panes. Póngalos en moldes engrasados y déjelos levantar. Hornéelos por 1 hora a 350°.

Da 2 panes

PAN CENTENO (Pumpernickel)

2 sobres de levadura
1/2 taza de agua tibia
1 cdta. de azúcar

DISUELVA la levadura y el azúcar en el agua.

2 tazas de agua caliente
2 Cdas. de melaza
2 tazas de harina integral
2 tazas de harina centeno

MEZCLE estos ingredientes y bátalos vigorosamente. Agregue la levadura y mezcle de nuevo.

2 cdtas. de sal
2 Cdas. de aceite
2 cdtas. de polvo de semilla
   de caraway
2 tazas apr. de harina
   enriquecida

AGREGUE. Use suficiente harina para hacer una masa firme. Amase hasta que esté suave. Ponga la masa en una fuente honda aceitada dándola vuelta una vez para que ambos lados queden aceitados. Cubra y déjela levantar hasta que doble su tamaño. Golpée la masa para bajarla y divídala en panes. Póngalos en moldes engrasados y déjelos levantar. Ponga agua en un molde grande de hornear y colóquelo en la parrilla de abajo del horno y los moldes de pan en la de arriba. Hornéelos por 45 minutos a 350°.

Da 2 panes

PAN DE PAPA

1 papa mediana
4 tazas de agua

RALLE la papa directamente en las 4 tazas de agua. Hierva hasta que la papa esté cocida.

1 Cda. de azúcar

AGREGUE el azúcar y deje que la mezcla se enfríe.

2 sobres de levadura
1 Cda. de sal
1 Cda. de manteca vegetal

AGREGUE la levadura cuando el agua esté tibia. Agregue la sal y la manteca.

10 tazas de harina

AGREGUE suficiente harina para formar una masa que sea manuable. Déjela levantar hasta que doble su tamaño. Bájala y amásela de nuevo. Divídala en panes y póngalos en moldes engrasados. Déjelos levantar. Hornéelos por 50 minutos a 350°.

Da 3 panes

PAN DE HIERBAS

Use su receta favorita para pan. Cuando esté lista para formar los panes, extienda la masa y con una brochita de engrasar úntele manteca vegetal derretida y salpique con perejil, orégano, albahaca, cebolla deshidratada, sal de ajo, o use sus hierbas favoritas. Enrolle bien los panes y póngalos en moldes engrasados. Hornéelos como de costumbre.

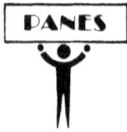

PAN INTEGRAL CON ZANAHORIA

1 sobre de levadura 1/4 taza de agua tibia	DISUELVA la levadura en el agua y déjela reposar por 10 minutos.
1-1/2 tazas de agua tibia 1/4 taza de melaza 2 tazas de harina enriquecida	MEZCLE estos ingredientes con la levadura. Bata hasta que estén bien unidos. Deje levantar la masa hasta que esté esponjosa.
3 zanahorias, apr. 2 tazas 1 taza de agua tibia	PASE las zanahorias con el agua por la liquadora y agregue a la masa esponjosa.
4 Cdas. de aceite 1 Cda. de sal 7-8 tazas de harina integral	AGREGUE estos ingredientes para hacer una masa firme. Amase por 10 minutos sobre una superficie harinada. Póngala en una fuente aceitada dándole una vuelta para que los dos lados queden aceitados. Cúbrala y déjela levantar hasta que doble su tamaño. Bájela y amásela de nuevo y déjela levantar de nuevo. Divídala en panes o panecillos. Póngalos en moldes engrasados y déjelos levantar. Hornéelos por 10 minutos a 400° y por 45 minutos más a 350°.

Da 3 panes medianos

PAN DE TOMATE

2 tazas de puré o jugo de tomate 2 Cdas. de aceite 2 cdtas. de sal 1/2 taza de miel o azúcar morena	MEZCLE en una olla y caliente.
2/3 taza de agua tibia 2 sobres de levadura	DISUELVA la levadura en otro recipiente y déjela reposar por 10 minutos. Agregue a la mezcla de tomate.
3 tazas de harina blanca enriquecida 3-1/2 tazas apr. de harina integral	AGREGUE las 3 tazas de harina y mezcle. Añada 3-1/2 tazas de harina integral o tal vez menos si ve que la masa está muy firme. Amásela por 10 minutos y déjela levantar en un lugar tibio hasta que doble su tamaño. Divida la masa en 2 y déjela reposar por 10 minutos. Forme 2 panes y póngalos en moldes engrasados. Déjelos levantar. Hornéelos por 15 minutos a 400° y por 45 minutos más a 350°.

Da 2 panes

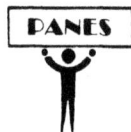

PAN DE CEBOLLA

1-1/2 tazas de agua tibia
1 sobre de levadura

DISUELVA.

1 Cda. de cebolla
  deshidratada
1 Cda. de azúcar
2 Cdas. de aceite
2 cdtas. de sal
  condimentada
1/2 taza de germen de trigo
1-1/2 tazas de harina
  blanca enriquecida

AGREGUE estos ingredientes a la levadura. Bata con una mezcladora eléctrica a velocidad mediana por 2 minutos o bátalos 300 veces a mano.

1-1/2 tazas de harina
  blanca enriquecida

AGREGUE el resto de la harina y amase. Deje que la masa levante en un lugar tibio por 1 hora o hasta que doble su tamaño. Bátala con una cuchara alrededor de 30 segundos. Extienda la masa dentro de un molde grande de pan engrasado. Con la mano engrasada déle forma a la superficie. Cúbralo con una toalla húmeda y déjelo levantar alrededor de 10 minutos o hasta que la masa esté a 1/2 pulgada del borde del molde.

1 cebolla mediana
  rebanada
2 Cdas. de margarina
  derretida

SEPARE la cebolla en anillos y sumérjalos en la margarina. Colóquelos encima del pan. Hornéelo por 40 minutos a 375°.

Da 1 pan grande

PAN DE BATATA

1 sobre de levadura
1/4 taza de agua tibia

DISUELVA.

1/2 cdta. de sal
3 Cdas. de aceite
1-1/2 tazas de batatas
  majadas
2 Cdas. de almibar de
  arce (maple)
1 taza de harina integral

AGREGUE estos ingredientes a la levadura y mezcle bien hasta obtener una masa esponjosa. Cúbrala y déjela levantar alrededor de 30 minutos en un lugar tibio.

1-1/2 - 2 tazas de harina
  integral

AGREGUE suficiente harina para obtener una masa elástica. Cubra y déjela levantar hasta que doble su tamaño. Golpée la masa para bajarla y divídala en panes. Póngalos en moldes engrasados y déjelos levantar de nuevo. Hornéelos por 30-40 minutos a 350°.

Da 2 panes pequeños

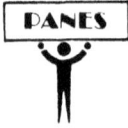

PAN DE PAPA Y CENTENO

1 papa mediana

PELE y hierva la papa hasta que esté cocida. Májela bien y agregue el agua en la que se cocinó para obtener 2 tazas. Si no hay suficiente agua, agregue más agua corriente.

1/4 taza de agua tibia
2 sobres de levadura

DISUELVA la levadura en una fuente grande.

2 Cdas. de melaza
2 Cdas. de aceite
1 Cda. de sal

AGREGUE estos ingredientes junto con la papa a la levadura disuelta. Mezcle bien.

2 tazas de harina centeno
4 tazas de harina blanca
  enriquecida
2 Cdas. de semillas de
  caraway

AGREGUE las harinas y amase. Vuelque la masa sobre una superficie harinada y amásela hasta que esté suave y elástica. Póngala en una fuente aceitada y dela vuelta una vez para que ambos lados queden aceitados. Cubra y déjela levantar en un lugar tibio alrededor de 1 hora. Golpéela para bajarla. Divídala en 2 y amase ligeramente. Forme en panes y póngalos en moldes engrasados. Cúbralos y déjelos levantar hasta que casi doble su tamaño. Hornéelos por 45-50 minutos a 400°. Para saber si el pan está listo, dele unos toquecitos por encima y si suena a hueco el pan está listo.

Da 2 panes

BAGELS

1 taza de leche

ESCALDELA.

1/4 taza de margarina
1-1/2 Cdas. de azúcar
1/2 cdta. de sal

AGREGUE a la leche y deje entibiar.

1 sobre de levadura

AGREGUE a la leche cuando esté tibia.

1 huevo, separado

BATA bien la clara del huevo y agregue a la leche.

3 tazas apr. de harina
1/4 taza de germen de trigo

AGREGUE a la leche y mezcle bien. Vuelque la masa sobre una superficie harinda y amásela. Cúbrala y déjela levantar alrededor de 1 hora. Estírela en pedazos pequeños de un dedo de ancho y dos dedos de largo. Forme en anillos apretando los extremos para unirlos. Déjelos reposar en una superficie harinada por 10 minutos o hasta que comiencen a levantar. Deje caer los bagels uno a la vez en una olla con agua a punto de hervir. Cocínelos por ambos lador por 1 minuto. Póngalos en un molde grande de hornear.

1 cdta. de agua fría

BATA la yema del huevo con el agua. Untele a los bagels. Hornéelos a 400° hasta que se doren.

Da 1 docena

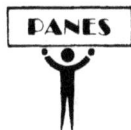

PAN DE MAIZ LEUDADO

2 tazas de leche

ESCALDE la leche y déjela reposar hasta que esté tibia.

1 sobre de levadura

SALPIQUE sobre la leche tibia para que se disuelva.

4 Cdas. de aceite
2-1/2 tazas de harina de maiz
1-1/2 tazas de harina cernida
1 cdta. de sal
2 huevos batidos

AGREGUE a la leche y bata bien. Ponga un poco de masa en moldecitos para panecitos o ponga la masa en un molde no muy hondo y déjela levantar en un lugar tibio por 1 hora. Hornéelos por 25 minutos a 350°.

Da 2 panes pequeños

PAN ANADAMA

3 tazas de leche
1 taza de harina de maiz

ESCALDE la leche y retírela del calor. Gradualmente agregue la harina de maíz, revolviendo constantemente hasta que la mezcla esté suave y espesa.

1/2 taza de melaza
2 Cdas. de margarina
2 cdtas. de sal

AGREGUE estos ingredientes y mezcle hasta que estén bien unidos. Ponga la mezcla en una fuente honda y déjela reposar hasta que esté tibia.

2 sobres de levadura
1/2 taza de agua tibia

DISUELVA la levadura en el agua y agréguela a la masa de maíz cuando esté tibia.

4 tazas de harina integral

AGREGUE gradualmente y revuelva hasta que esté bien suave.

3-4 tazas de harina blanca enriquecida

AGREGUE suficiente harina blanca para hacer una masa suave. Vuelque la masa sobre una superficie harinada y déjela reposar por 5-10 minutos. Amase por 6-8 minutos. Póngala en una fuente aceitada dándole vuelta una vez para que ambos lados queden aceitados. Cúbrala y déjela levantar hasta que doble su tamaño. Golpéela para bajarla. Forme los panes y con una brochita de engrasar únteles margarina derretida. Déjelos levantar en los moldes hasta que doblen su tamaño. Hornéelos por 50-60 minutos a 350°.

Da 3 panes

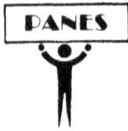

PAN DE MILLO MIEL Y NUECES

1/2 taza de millo
2 tazas de agua
1/2 cdta. de sal

COCINE el millo por 30 minutos.

2 sobres de levadura
1/2 taza de agua

DISUELVA la levadura en una fuente grande. Cuando el millo esté tibio agréguelo a la levadura.

1/4 taza de aceite
1 cdta. de sal
1 taza de agua
1/4 taza de miel
1 taza de nueces picadas

AGREGUE.

5 tazas de harina integral
    (puede sustituir la mitad
    por harina blanca)

AGREGUE gradualmente la harina. Amase por 10 minutos. Deje levantar la masa en una fuente aceitada hasta que doble su tamaño. Golpéela para bajarla y divídala en 2 panes. Póngalos en moldes engrasados y déjelos levantar hasta que doblen su tamaño. Hornéelos por 15 minutos a 425° y por 30 minutos a 350°.

Da 2 panes

PAN DE DATILES AL VAPOR

2 sobres de levadura
2 tazas de agua tibia
3/4 taza de melaza

DISUELVA la levadura en el agua y la melaza. Deje reposar por unos minutos.

1 taza de harina integral
1 taza de harina de maiz
1/2 taza de germen de trigo
1/4 taza de harina soya

REVUELVA en la levadura.

1/2 taza de pasas
1/2 taza de nueces
    picadas
1 taza de dátiles picados
1 cdta. de sal

AGREGUE estos ingredientes a la masa y bátala bien para que se mezcle y esté liviana. Vierta en moldes redondos engrasados y póngalos al vapor por 2 horas.

Da 2 panes

ROLLO DE MANZANAS Y DATILES

2 tazas de agua tibia
2 sobres de levadura
1/2 taza de miel o azúcar morena

DISUELVA la levadura y el azúcar o miel en el agua. Déjela reposar hasta que esté espumosa.

1 manzana

PELE y corte en cubitos. Hiérvala en 2 Cdas. de agua por 10 minutos.

1 taza de dátiles picados
3/4 taza de agua
1/4 cdta. de sal

COCÍNE a fuego lento hasta que los dátiles se disuelvan y se forme una pasta. Mezcle con la manzana y deje enfriar.

3/4 taza de nueces picadas, opcional

AGREGUE a las frutas.

1/4 taza de aceite
2 cdtas. de sal
1/4 taza de harina soya
1/4 taza de germen de trigo
5-7 tazas de harina blanca enriquecida

AGREGUE a la levadura y amase hasta que esté suave. Ponga la masa en una fuente aceitada dándola vuelta una vez para que ambos lados queden aceitados. Cúbrala y deje que levante hasta que doble su tamaño. Divida la masa en 2 porciones y estire cada porción. Ponga a cada porción la mitad de la fruta. Enróllelas bien y póngalas en moldes engrasados. También puede cortarlas en rebanadas como panecitos de canela. Déjelos levantar hasta que casi estén dobles. Hornéelos por 30-40 minutos a 350°.

Da 2 panes

PAN DE DATILES Y NUECES

3-3/4 tazas de agua tibia
3 sobres de levadura

DISUELVA la levadura y déjela reposar por 5 minutos.

6 Cdas. de aceite
2 Cdas. de sal
5 tazas de harina integral

AGREGUE a la levadura. Bata en una mezcladora eléctrica a velocidad mediana por 2 minutos o 300 veces a mano vigorosamente.

1 taza de nueces picadas
1-3/4 tazas de dátiles picados
4 tazas de harina integral o harina enriquecida

AGREGUE el resto de los ingredientes y mézclelos con una cuchara hasta que estén suaves. Cubra la masa y déjala levantar hasta que doble su tamaño. Revuelva la masa para bajarla y espárzala en moldes engrasados. La masa tendrá una consistencia pegajosa. Suavize la superficie del pan con mano bien harinada. Déjala levantar de nuevo hasta que doble su tamaño. Hornéelos por 45 minutos a 375°.

Da 3 panes

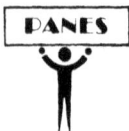

PAN DE DATILES Y NUECES

2 tazas de agua
2 Cdas. de levadura
1/4 taza de azúcar morena
o miel

DISUELVA la levadura en el agua y el azúcar y déjela reposar hasta que esté espumosa.

1/3 taza de aceite
1 Cda. de sal
1/4 taza de harina soya
1/4 taza de germen de trigo
2 tazas de harina integral
3-5 tazas de harina blanca
enriquecida

MEZCLE con la levadura disuelta. Use suficiente harina para obtener una masa de consistencia mediana.

2 tazas de dátiles picados
1-1/2 tazas de nueces
picadas

AGREGUE los dátiles y las nueces y amase bien. Ponga la masa en una fuente aceitada dándole vuelta una vez para que ambos lados queden aceitados. Déjela levantar hasta que doble su tomaño. Golpéela para bajarla. Forme los panes y póngalos en moldes engrasados. Déjelos levantar de nuevo hasta que doblen su tamaño. Hornéelos por 40 minutos a 350°.

Da 2 panes

PAN INTEGRAL DE CIRUELAS Y DATILES

1 taza de agua
2 Cdas. de levadura
1/4 taza de azúcar morena
o miel

DISUELVA la levadura y el azúcar en el agua. Déjela reposar hasta que esté espumosa.

1 taza de agua hirviendo
1 taza de dátiles picados
1 taza de ciruelas picadas

ABLANDE la fruta seca en el agua hirviendo. Déjela enfriar. Agregue a la levadura.

1/3 taza de aceite
1 Cda. de sal
1/4 taza de harina soya
1/4 taza de germen de trigo
2 tazas de harina integral
3-5 tazas de harina blanca

MEZCLE con la levadura. Use suficiente harina para hacer una masa mediana y suave.

1 taza de nueces picadas

AGREGUE las nueces y amase. Ponga la masa en una fuente aceitada, déla vuelta una vez para que ambos lados queden aceitados. Déjela levantar hasta que doble su tamaño. Golpée la masa para bajarla. Forme los panes y póngalos en moldes engrasados. Déjelos levantar de nuevo y hornéelos por 40 minutos a 350°.

Da 2 panes

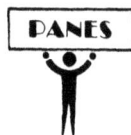

PAN DE CALABAZA

1 taza de leche

ESCALDELA.

1 taza de calabaza cocida
  majada
1/4 taza de aceite
1/4 taza de miel
2 cdtas. de sal
1 cdta. de canela
1 cdta. de cardamomo
  (cardamom)

AGREGUE estos ingredientes a la leche y deje entibiar.

2 sobres de levadura
1/2 taza de agua tibia

DISUELVA la levadura en una fuente grande. Cuando la leche esté tibia, agréguela a la levadura.

3 tazas de harina blanca
  enriquecida
2 huevos
1-1/2 tazas de pasas
1/2 taza de nueces picadas

AGREGUE la harina a la levadura, luego los huevos, uno a la vez y bata la masa hasta que esté suave. Agregue las pasas y las nueces y revuelva bien.

3-1/2 tazas apr. de harina

AGREGUE la harina gradualmente, primero con una cuchara y luego con las manos mientras amasa. Amase hasta que la masa no se pegue más a los lados de la fuente. Vuelque la masa sobre una superficie harinada y amásela por 10 minutos hasta que la masa esté elástica. Póngala en una fuente aceitada. Cúbrala y déjela levantar hasta que doble su tamaño. Golpée la masa para bajarla y divídala en dos y forme los panes. Póngalos en moldes engrasados y con una brochita de engrasar únteles margarina derretida por encima. Déjelos levantar de nuevo y hornéelos por 40 minutos a 375°.

Da 2 panes

PAN DE PURE DE MANZANA

2 Cdas. de levadura

DISUELVA.

1 taza de agua tibia

2 tazas de puré de manzana
  tibio
1/4 taza de azúcar
1/4 taza de aceite
1 cdta. de sal
1 taza de nueces
1/4 taza de harina soya
1/2 taza de germen de trigo
4-1/2 a 5-1/2 tazas de
  harina blanca
  enriquecida

AGREGUE a la levadura y amase. Ponga la masa en una fuente aceitada dándola vuelta una vez para que ambos lados queden aceitados. Déjela levantar hasta que doble su tamaño. Golpéela para bajarla y forme los panes. Póngalos en moldes engrasados y déjelos levantar. Hornéelos por 20 minutos a 375° y por 20 minutos más a 350°.

Da 2 panes

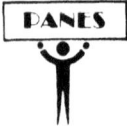

PAN DE NARANJA CON PASAS

1 taza de pasas 2 tazas de jugo de naranja	MEZCLE las pasas con el jugo de naranja y caliente para que la fruta se ablande. No deje que hierva.
1/4 taza de miel 1 Cda. de ralladura de naranja 2 cdtas. de sal 2 Cdas. de aceite	MEZCLE con el jugo y las pasas en una fuente grande. Deje que se entibie.
2 sobres de levadura 7 tazas de harina blanca enriquecida	DISUELVA la levadura en la mezcla anterior una vez que esté tibia. Agregue la harina gradualmente; mantenga la masa suave. Amase bien. Ponga la masa en una fuente aceitada y déjela levantar hasta que doble su tamaño. Baje la masa y forme en panes. Póngalos en moldes engrasados y déjelos levantar de nuevo. Hornéelos por 45 minutos a 350°. Unte mantequilla a los panes mientras están calientes.
Da 2 panes	

BOLLITOS DE HARINA INTEGRAL Y REQUESON

1-1/2 tazas de harina sin blanquear 2 sobres de levadura	MEZCLE la harina y la levadura en una fuente grande.
1-1/2 tazas de requesón 1/2 taza de agua 1/4 taza de azúcar morena 2 Cdas. de margarina 2 cdtas. de sal	CALIENTE estos ingredientes en una olla sin que hiervan, revolviéndolos constantemente. Si está muy caliente déjela enfriar. Agregue a la harina.
2 huevos	AGREGUE los huevos y bata la mezcla a velocidad mínima con una mezcladora eléctrica por 1/2 minuto; luego bátala por 3 minutos a la velocidad máxima.
2-1/2 tazas de harina integral	MEZCLE a mano con suficiente harina para hacer una masa moderadamente firme. Amásela hasta que esté suave, alrededor de 8-10 minutos. Póngala en una fuente aceitada dándola vuelta una vez para que ambos lados queden aceitados. Déjela levantar hasta que doble su tamaño. Golpéela para bajarla y forme los bollitos. Déjelos levantar de nuevo hasta que doblen; hornéelos por 15-20 minutos a 375°.
Da 1-1/2 docenas	

BOLLITOS DE MAIZ

3 tazas de agua hirviendo

PONGA el agua en un baño María.

1 taza de agua fría
1-1/2 tazas de harina de
   maiz

MEZCLE la harina de maíz en el agua fría y agregue al agua hirviendo. Cocine por 10 minutos.

2 sobres de levadura
1/4 taza de agua tibia

DISUELVA la levadura en el agua tibia y déjela reposar hasta que la harina de maíz esté tibia. Agregue la levadura a la harina de maíz.

1/2 taza de harina soya
2 tazas de harina blanca
   enriquecida

AGREGUE y forme una masa liviana. Déjela reposar hasta que esté espumosa.

3-4 tazas de harina

AGREGUE más harina para suavizar la masa. Amásela bien pero cuidadosamente, agregando poca harina. Mantenga la masa suave. Póngala en una fuente aceitada y déjela levantar hasta que doble su tamaño. Golpée la masa para bajarla y divídala en 2 porciones. Forme los bollitos en su forma preferida y póngalos en un molde grande engrasado. Déjelos levantar hasta que doblen. Hornéelos por 20-25 minutos a 375°.

Da 2 docenas

BOLLITOS DE PAPA

1 sobre de levadura
1 cdta. de miel
1/2 taza de agua tibia
2 Cdas. de harina

MEZCLE estos ingredientes y déjelos reposar hasta que la mezcla se ponga esponjosa y espumosa.

1 taza de papas majadas
   tibias
2 Cdas. de aceite
2 Cdas. de harina de maíz
1-1/2 cdtas. de sal
1/2 taza de germen de trig
2-3 tazas de harina blanca
   enriquecida

AGREGUE estos ingredientes a la mezcla esponjosa. Amásela ligeramente. Ponga masa en moldes de penecitos o estire la masa y córtela en pedazos redondos. La masa debe estar suave. Déjelos levantar hasta que doblen. Hornéelos por 25 minutos a 350°.

Da 1 docena

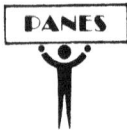

PAN MEDITERRANEO

2 sobres de lavadura
2 tazas de agua tibia
1 Cda. de azúcar morena
2 tazas de harina blanca
  enriquecida

MEZCLE los ingredientes en el orden dado y bátalos hasta que estén suaves, alrededor de 3 minutos.

1/4 taza de aceite
2 cdtas. de sal

AGREGUE y mezcle.

3-4 tazas de harina integral

AGREGUE la harina gradualmente hasta que tenga una masa medianamente firme. Amásela sobre una superficie harinada hasta que esté suave, alrededor de 5-10 minutos. Cubra la masa con una fuente y déjela reposar por 30 minutos. Estire la masa hasta que tenga 16" de largo; córtela en 16 pedazos y forme en bolitas. Estírelas en círculos de 5 pulgadas. Póngalos en moldes grandes engrasados y déjelos levantar por 30-45 minutos. Hornéelos por 10 minutos a 400°. Sáquelos del horno y cúbralos con una toalla mientras se enfrían. Corte el pan; rellénelo con su relleno favorito.

Da 16 panes

PAN INDIO (Chapattis)

2 Cdas. de aceite
1-1/2 tazas de harina
  integral
1 Cdta. de sal

MEZCLE bien estos ingredientes.

1/2 a 3/4 taza de agua fría

AGREGUE suficiente agua para hacer una masa suave. Divida en 8 porciones y estire cada porción hasta que esté fina. Deben tener alrededor de 8" de diámetro. Hornéelos en una tartera o una sartén caliente por unos minutos por cada lado. Puede comerlos con margarina o con arroz y habichuelas o con su relleno favorito.

Da 8 panes

BOLLITOS DE AVENA

1 sobre de levadura
1/3 taza de agua tibia
1 cdta. de melaza

DISUELVA la levadura en el agua y la melaza. Deje reposar por 10 minutos.

1 taza de avena
2 tazas de agua hirviendo

REVUELVA la avena en el agua hirviendo. Déjela entibiar.

1/2 taza de azúcar morena
2 cdtas. de sal
3 Cdas. de aceite

AGREGUE a la avena y luego a la levadura.

1/2 taza de harina soya
1/2 taza de germen de trigo
1/2 taza de harina integral
4-4-1/2 tazas de harina
blanca enriquecida

AGREGUE las harinas para obtener una masa medianamente suave. Amásela ligeramente y déjela levantar. Golpéela para bajarla y déjela levantar de nuevo. Forme los bollitos. Sumerja la superficie de los bollitos en agua y luego en semillas de ajonjolí. Déjelos levantar hasta que doblen. Hornéelos por 20 minutos a 375°.

Da 2 docenas

BOLLITOS INFLADOS DE TRIGO

2 tazas de agua tibia
4 sobres de levadura
1/3 taza de miel
2 cdtas. de sal
3 Cdas. de margarina
derretida
1 taza de germen de trigo
4 tazas de harina integral

MEZCLE los ingredientes en el orden dado. Bátalos bien. Engrase los moldes de panecitos y llénelos por la mitad con la masa. Déjelos levantar en un lugar tibio hasta que los moldecitos estén llenos. Hornéelos por 20-25 minutos a 375°.

Da 2 docenas

PALITOS DE AJONJOLI

1/4 taza de azúcar
3/4-1 taza de harina
integral
2 tazas de avena
1/2 taza de semillas de
ajonjolí
1 taza de cashews picados
o molidos
1/3 taza de aceite
2/3 taza de agua
1 cdta. de vainilla
2 cdtas. de sal

MEZCLE todos los ingredientes bien hasta que tenga una masa firme. Amásela hasta que esté suave. Forme una bola y divídala en 2 porciones. Estire la masa en un molde para hornear galletitas hasta que tenga 1/4" de ancho. Córtela en tiritas de 1" x 3". Hornéelas por 20-25 minutos a 350° o hasta que se doren. Si se doran muy rápidamente baje la temperatura del horno y hornéelos por más tiempo. Deben quedar bien tostaditos como galletas.

Da 6 docenas

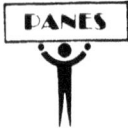

TORTILLAS DE MAÍZ

1/2 taza de harina de
   maíz
1/2 taza de agua fría

MEZCLE.

1 taza de agua hirviendo
1 cdta. de sal

REVUELVA la harina de maíz en el agua hirviendo hasta que se espese. Retírela del fuego y póngala en una fuente.

1/4 taza de aceite

AGREGUE a la harina y mezcle bien.

1 taza de harina integral
1 taza de harina blanca
   enriquecida

AGREGUE las harinas gradualmente hasta que forme una masa suave. Use un poco más de harina para amasar. Amase hasta que esté suave. Divida la masa en 18 porciones iguales. Estire cada porción en una superficie harinada hasta que esté delgada. Hornéelas en una sartén caliente sin engrasar hasta que estén ligeramente doradas por ambos lados.

Da 18 tortillas

PALITOS DE TRIGO Y COCO

1 taza de harina blanca
   enriquecida
1/2 taza de harina soya
1/2 taza de harina integral
1 taza de coco
1 cdta. de sal
1 cdta. de ralladura de
   limón
3 cdtas. de azúcar morena

MEZCLE.

1/2 taza de margarina
   blanda

CORTE la margarina en la mezcla anterior como si fuera a preparar corteza para pai.

2-4 Cdas. de agua fría

AGREGUE el agua gradualmente a la mezcla y únala bien. Apriete la masa sobre un molde engrasado para hornear galletitas hasta que tenga 1/4" o 1/2" de grueso. Hornée por 10-12 minutos o hasta que esté dorada a 400°. Retírela del horno y córtela en palitos.

Da 5-6 docenas

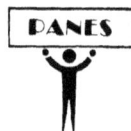

GALLETAS ESCOCESAS DE AVENA

2 tazas de agua tibia
2 cdtas. de melaza
1 sobre de levadura

MEZCLE en una fuente grande.

3 tazas de avena molida en
la liquadora
1 cdta. de sal

CIERNA la avena y la sal sobre la levadura
y mezcle bien.

3 tazas de harina blanca
enriquecida

CIERNA la harina y agréguela gradualmente hasta que la masa no se pegue más y pueda ser amasada en la fuente. Forme una bola con la masa y cúbrala. Déjela levantar hasta que doble su tamaño. Vuelque la masa sobre una superficie harinada; aplástela hasta que tenga 3/4" de grueso. Córtela en circulitos con un vaso de cristal. Estire cada porción hasta que esté bien delgada. Pógalas en un molde engrasado y déjelas levantar por 30 minutos. Hornéelas a 350° hasta que estén doraditas y tostaditas. Son deliciosas con mantequilla, mantequilla de mani, mermelada o solas con ensalada.

Da 20 galletas

Puede usar parte de la receta para hornear como pan.

PALITROQUES

1 sobre de levadura
1-1/4 tazas de agua tibia
2 Cdas. de azúcar

MEZCLE y deje reposar por 10 minutos.

1-1/2 cdtas. de sal
1 Cda. de margarina
1/2 taza de germen de trigo
3 tazas apr. de harina
blanca enriquecida

AGREGUE estos ingredientes a la levadura hasta que la mezcla esté firme. Amásela sobre una superficie harinada, alrededor de 10 minutos hasta que la masa esté suave. Póngala en una fuente engrasada dándole vuelta una vez para que ambos lados queden engrasados. Cúbrala y déjela levantar hasta que doble su tamaño, alrededor de 1 hora. Golpée la masa para bajarla y divídala en 2 porciones. Estire cada porción en forma rectangular y corte en 12 pedazos. Enrolle cada pedazo para formar una soga de 1/3" de grueso y 12" de largo.

semillas de ajonjolí,
opcional
semillas de caraway,
opcional
sal gruesa, opcional

Da 24 palitroques

ENROLLE cada palitroque si desea en sal gruesa, semillas de ajonjolí o en semillas de caraway. Póngalos en un molde engrasado y cubra para que levanten hasta que doblen, alrededor de 1 hora. Hornéelos por 15-20 minutos a 400°.

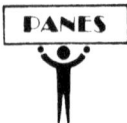

GALLETAS

3 tazas de avena
2 tazas de harina integral
1 taza de germen de trigo
1 cdta. de sal
1/4 taza de azúcar morena
1/2 taza de semillas de
  ajonjolí
1/2 taza de coco rallado

MEZCLE.

3/4 taza de aceite
1 taza de agua

BATA el aceite y el agua; agregue a los ingredientes anteriores. Estire la masa en dos moldes para hornear galletitas ligeramente engrasados. Corte la masa en cuadraditos o en forma de diamantes. Salpíquelas con sal si desea. Hornéelas por 30 minutos o hasta que se doren a 300°.

Da 6 docenas

GALLETAS DE AJONJOLI

6 Cdas. de aceite
1/2 taza de agua

BATA el aceite y el agua con un batidor de huevos, una mezcladora eléctrica o en la liquadora.

2 tazas de harina integral
1/2 cdta. de sal

MEZCLE estos ingredientes con el agua y el aceite. Deje reposar por 10 minutos. Divida la masa en dos porciones y estire cada porción en un molde engrasado.

semillas de ajonjolí

sal adicional

SALPIQUE la masa con las semillas de ajonjolí y sal. Estire ligeramente de nuevo para incrustar las semillas. Marque las galletas con un tenedor haciendo huequitos alrededor para que sean fáciles de separar cuando estén horneadas. Hornéelas por 10 minutos a 350°.

Da 2 docenas

GALLETAS DE GRANOLA PARA EL DESAYUNO

2 tazas de avena
1 taza de harina integral
1/4 taza de harina soya
1/4 taza de leche en polvo
1/4 taza de germen de trigo
1/4 taza de harina centeno
2 Cdas. de azúcar morena
1/4 taza de miel
1 cdta. de sal

MEZCLE. Si no tiene a mano todas las clases de harina sustituya con cualquier otra para obtener la misma medida.

1/2 taza de aceite

ROCIE el aceite sobre los ingredientes anteriores; mezcle bien alrededor de 5 minutos. Déjelos reposar por 1/2 hora o durante la noche.

1/2 taza de leche
1/2 taza de coco rallado

AGREGUE a la masa y mezcle. Forme en galletas de 1/4" de grueso. Hornéelas en un molde engrasado por 12-15 minutos a 400°.

Da 3 docenas

GALLETAS DE AVENA

1/3 taza de aceite
1 Cda. de miel
1 taza de agua

1 cdta. de sal
3-3/4 tazas de avena
1/4 taza de harina

MEZCLE el aceite y la miel en una fuente. Gradualmente agregue el agua. Bata vigorosamente para emulsificar.

AGREGUE a lo anterior y mezcle bien. Estire la masa sobre un molde engrasado; córtela en cuadraditos y hornéelos por 15 minutos a 350°. Vigile las galletas con cuidado mientras se hornean.

Da 4 docenas

GALLETAS INTEGRALES

6 Cdas. de aceite
2/3 tazas de agua fría

2 tazas de harina integral
1/2 taza de harina blanca
    enriquecida
1 taza de avena
1-1/2 cdtas. de sal
2 Cdas. de azúcar morena

BATA el agua y el aceite para emulsificarlos.

MEZCLE y agregue al agua y al aceite. Estire la masa en un molde engrasado y con un tenedor haga huequitos alrededor de las galletas para que sean fáciles de separar cuando estén horneadas. Hornéelas a 350° hasta que se doren, teniendo duidado que no se quemen.

Da 4 docenas

GALLETAS DE AVENA Y TRIGO

3 tazas de avena
2 tazas de harina integral
1/2 taza de harina blanca
    enriquecida
1/2 taza de germen de trigo
2 cdtas. de sal
3 Cdas. de azúcar

MEZCLE.

3/4 taza de aceite
1 taza de agua

BATA el aceite y el agua para emulsificarlos. Agregue a los ingredientes secos. Estire la masa y corte en cuadrados; hornéelos por 15-20 minutos a 350°.

Da 6 docenas

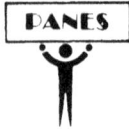

PANECILLOS CON ARANDANOS (Blueberries)

1 taza de agua tibia
1 sobre de levadura
2 Cdas. de miel

MEZCLE estos ingredientes y déjelos reposar hasta que estén espumosos.

2 Cdas. de aceite
2 tazas de harina integral
1 cdta. de sal

AGREGUE a lo anterior y mezcle bien.

1 taza de arándanos

AGREGUELOS cuidadosamente para que no se desbaraten. Engrase el molde para panecillos y llene cada moldecito por la mitad. Déjelos levantar hasta arriba. Hornéelos por 20 minutos o hasta que se doren a 350°.

Da 1 docena

PANECILLOS CON DATILES

1 sobre de levadura
1/4 taza de agua tibia
1 cdta. de miel

MEZCLE y déjelos reposar por 10 minutos.

1 taza de avena
1/2 cdta. de sal
1 taza de agua caliente
1-3/4 tazas de harina
   integral
3/4 taza de dátiles picados
1/4 taza de aceite

AGREGUE estos ingredientes en el orden dado. Bátalos bien hasta que estén suaves. Vierta la masa en un molde aceitado para panecillos y llene cada moldecito por la mitad. Déjelos levantar hasta que doblen su tamaño. Hornéelos por 20 minutos a 350°.

Da 1 docena

PANECILLOS DE MAIZ

1 taza de avena
1 taza de harina de maiz
1/4 taza de leche soya
   en polvo
1/4 taza de semillas de
   ajonjolí

MEZCLE.

1/4 taza de miel
2 Cdas. de aceite
1/2 cdta. de sal
1 taza de agua caliente

AGREGUE a los ingredientes secos y mezcle bien; la masa estará firme. Engrase bien un molde grande y deje caer la masa por cucharadas. Hornée por 15 minutos a 350°. Sírvalos con puré de manzana y almíbar o solos con mantequilla.

Da 1 docena

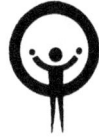

GRANOLA I

253 Cal. por cada 12 taza

1/2 caja grande de avena
(7-1/2 tazas)
1 taza de azúcar morena
1 taza de germen de trigo
1 taza de semillas de
ajonjolí
1 taza de semillas de
girasol
1 taza de coco rallado
1 taza de nueces picadas
2 cdtas. de sal

MEZCLE. Si no tiene a mano todos los ingredientes puede sustituir por cualquier otro.

1 Cda. de vainilla
3/4 taza de agua fría

MEZCLE el agua y la vainilla y salpique por encima de los ingredientes secos mezclando bien.

3/4 taza de aceite

ROCIE el aceite por encima y mezcle hasta que la mezcla esté húmeda. Esparza la mezcla sobre moldes no muy hondos. Hornéela por 1 hora a 250°. Revuelva cada 15 minutos para que se dore parejamente. Enfríela y guárdela en la refrigeradora o el congelador.

Da 12 tazas

GRANOLA II

157 Cal. por cada 1| 2 taza

1 caja grande de avena
(2 lbs., 10 oz.)
2 tazas de coco rallado
2 tazas de germen de trigo
1 taza de harina integral
1 Cda. de sal
1 taza de cashews sin
tostar o almendras
picadas

MEZCLE.

1/2 taza de azúcar morena
3/4 taza de aceite
1 taza de miel
3/4 taza de agua
1 Cda. de vainilla

PASE estos ingredientes ligeramente por una liquadora; agréguelos a los anteriores y revuelva bien. Esparza la mezcla sobre moldes y hornéelos por 1 hora a 250°. Revuelva cada 20 minutos.

Da 12 tazas

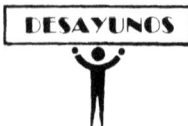

GRANOLA CON ALBARICOQUES Y PASAS   181 Cal. por cada 1|2 taza

5 tazas de avena

CALIENTE en el horno en un molde sin engrasar por 10 minutos a 350°.

1/3 taza de azúcar morena
1/2 taza de germen de trigo

AGREGUE a la avena y mezcle bien.

1/3 taza de aceite
1/4 taza de miel
1/4 cdta. de extracto de
   almendras

MEZCLE y agréguelos a los anteriores; mezcle bien hasta que estén húmedos. Esparza la mezcla sobre moldes y hornéela por 35-40 minutos a 250°. Revuelva la granola a menudo para que se dore parejamente.

1 taza de pasas
1 taza de albaricoques
   secos picados

AGREGUE a la granola y revuelva bien. Déjela enfriar. Guárdela en un recipiente bien sellado y póngalo en la refrigeradora.

Da 8 tazas

CEREAL DE GRANOS

1/4 taza de granos de trigo
1/4 taza de millo
1/4 taza de arroz integral
1/4 taza de cebada perlada
3 tazas de agua
1 cdta. de sal

CUBRA los granos con agua y déjelos remojar durante la noche. Cocínelos bien por la mañana. Cualquier combinación de granos puede usarse siempre que las cantidades permanezcan iguales.

Da 4 porciones

CEREAL DE MILLO CON FRUTAS

1/2 taza de millo
1/2 cdta. de sal
2 tazas de agua

COCINE a fuego lento por 15 minutos.

1/2 taza de pasas o dátiles
1/4 taza de nueces picadas

AGREGUE al cereal y continúe cocinando por 15 minutos más. Sírvalo con leche.

Da 4 porciones

CEREAL DE ARROZ

176 Cal. por porción

1 taza de arroz integral

TUESTE el arroz ligeramente en una sartén seca, a fuego lento.

2 tazas de agua
1 cdta. de sal

COCINE el arroz en el agua hasta que esté blando. Sírvalo con dátiles picados, pasas o guineos maduros.

Da 4 porciones

AVENA CON FRUTAS

153 Cal. por porción

1-3/4 tazas de avena
4 tazas de agua hirviendo
1 cdta. de sal

SALPIQUE la avena en el agua hirviendo y cocínela por 10 minutos.

1/4 taza de germen de trigo
10 dátiles picados

AGREGUE a la avena y cocine a fuego lento por 10 minutos más.

1 guineo maduro grande

REBANE el guineo en la avena, déjelo reposar por 2 minutos. Sirva la avena con leche.

Da 4 porciones

AVENA AL HORNO

125 Cal. por porción

4 tazas de avena cocida
1 manzana picada
1 taza de pasas
1/4 cdta. de cardamomo

MEZCLE todos los ingredientes y hornéelos por 20 minutos a 350°.

da 6 porciones

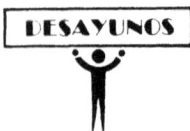

"WAFFLES" DE AVENA

213 Cal. por porción

4 tazas de avena
1/2 taza de leche en polvo
1 cdta. de sal
3 tazas de agua caliente
1/4 taza de aceite
semillas de ajonjolí

Da 6 porciones

MEZCLE bien todos los ingredientes. Caliente bien la plancha para waffles engrasada con aceite o con Pam. Con esta receta los waffles tomarán por lo menos 5 minutos para cocinarse. Puede salpicar los waffles con las semillas de ajonjolí o puede agregarles nueces picadas.

"WAFFLES" DE SOYA

199 Cal. por porción

1 taza de leche soya o
    fresca
3/4 taza de harina integral
1/4 taza de harina soya
1 cdta. de sal
1 Cda. de aceite
1 Cda. de miel

Da 4 porciones

MEZCLE bien todos los ingredientes. Cocine los waffles hasta que estén dorados. Esta receta tomará más tiempo para cocinar que otras.

PANQUEQUES DE MAIZ

206 Cal. por porción

2 tazas de harina de maíz
1 cdta. de sal
3 Cdas. de margarina
2 Cdas. de azúcar morena
1/2 taza de leche

MEZCLE.

2 tazas de agua hirviendo

AGREGUE a los ingredientes anteriores para hacer una mezcla suave. Si la mezcla está muy espesa, agréguele un poco más de agua. Cocínelos sobre una plancha para panqueques. Délos vuelta cuando estén dorados alrededor. Sírvalos con puré de manzana o almíbar.

Da 6 porciones

BIZCOCHITOS DE AVENA

278 Cal. por porción

1 taza de agua
1/3 taza de aceite

1 cdta. de sal
1 Cda. de miel
4 tazas de avena
1/2 taza de harina integral
1/4 taza de semillas de
   ajonjolí

BATA bien el agua y el aceite para emulsificarlos.

AGREGUE estos ingredientes al agua y al aceite. Forme bolitas con la masa y aplástelas. Puede estirarlas. Póngalas en un molde engrasado; hornéelas por 15 minutos a 375°, dándolas vuelta una vez. Sírvalos calientes o fríos con fruta o puré de manzana.

Da 6 porciones

FRITAS DE MAIZ

77 Cal. por porción

1 taza de maíz entero
3 Cdas. de harina de maíz
1/2 cdta. de azúcar
1/2 cdta. de sal
1 huevo batido

MEZCLE todos los ingredientes y fría la mezcla por cucharadas. Escúrralas sobre papel toalla.

Da 4 porciones

PANQUEQUES DE REQUESON

210 Cal. por porción

1 taza de requesón
2 cdtas. de aceite
1/4 taza de harina integral
1 huevo
1/4 taza de nueces picadas
1/4 cdta. de sal
1 cdta. de semillas de
   ajonjolí

BATA los ingredientes. Vierta la mezcla por cucharadas sobre un molde grande engrasado; hornée por 25 minutos a 350°. Puede servirlos con frutas.

Da 4 porciones

"WAFFLES" DE CASHEWS Y AVENA

147 Cal. por porción

2 tazas de avena
3 tazas de agua
1/2 taza de cashews crudos
2 Cdas. de harina integral
2 Cdas. de aceite
1/2 cdta. de sal

MEZCLE los ingredientes en una liquadora a velocidad máxima. Deje reposar la mezcla por 10-15 minutos. Puede ser refrigerada durante la noche si desea. Vierta sobre la plancha para waffles bien caliente. Cocínenlos por 10-12 minutos.

VARIACION: Puede sustituir los cashews por semillas de girasol.

Da 6 porciones

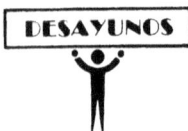

ESPECIAL DE MANTEQUILLA DE MANI Y MANZANA
175 Cal. por porción

4 rebanadas de pan integral
2 Cdas. de mantequilla de
  maní

TUESTE el pan en el horno o en una tostadora y úntele la mantequilla de maní mientras está caliente.

1 lata No. 2 de puré de
  manzana

CALIENTE el puré de manzana y sírvalo sobre las tostadas.

Da 4 porciones

TOSTADA DE REQUESON

Ponga el pan sobre un molde grande.

ESPARZA parejamente el requesón sobre cada tostada.

SALPIQUELAS con Brewer's Yeast.

TUESTELAS en el horno por 15 minutos a 350°, hasta que el requesón comience a derretirse.

TOSTADA DE FRUTA
248 Cal. por porción

2 tazas de fruta seca
2-1/2 tazas de jugo de piña
  o naranja

CALIENTE la fruta seca en el jugo hasta que esté suave.

2 Cdas. de maicena
1/4 taza de agua fría

MEZCLE la maicena en el agua y agréguela lentamente a la fruta, revolviendo constantemente. Cocínela hasta que se espese.

6 rebanadas de pan integral

TUESTE el pan y sirva la fruta sobre las tostadas. Si desea puede untar mantequilla de maní a las tostadas antes de servir la fruta.

Da 6 porciones

TOSTADA DE AJONJOLI

UNTE mantequilla a las tostadas de pan integral. Sumérjalas en semillas de ajonjolí para que las semillas de peguen al pan. Póngalas bajo el asador en el horno por unos minutos, velando cuidadosamente para que no se quemen.

TORTILLA DE SOYA

180 Cal. por porción

1 taza de habichuelas soya
2 tazas de agua caliente

1-1/2 tazas de agua
2 Cdas. de aceite
1 cebolla pequeña picada

1 Cda. de McKay's Chicken
Style Seasoning
1/2 cdta. de sal
condimentada
1/2 cdta. de cúrcuma
(tumeric)

Da 6 porciones

HIERVA las habichuelas, tápelas y retírelas del fuego. Déjelas reposar por 1 hora y escúrralas.

PASE las habichuelas con el agua, la cebolla y el aceite por la liquadora a velocidad máxima hasta que se hagan puré, alrededor de 2-3 minutos.

AGREGUE los condimentos al puré y viértalo en una sartén con aceite. Revuélvalo constantemente hasta que se espese y luego tápelo y cocine lentamente por 20-30 minutos revolviendo a menudo hasta que esté seco.

TOSTADA DE CASHEW

112 Cal. por rebanada

1 taza de cashews crudos
1-1/2 tazas de agua
1/4 taza de dátiles
1/8 cdta. de sal

rebanadas de pan integral

Da 6 porciones

PASE los cashews con el agua y los dátiles por la liquadora.

SUMERJA las rebanadas de pan en la leche de cashews y dátiles. Póngalas en un molde grande bajo el asador en el horno a 450° hasta que se doren. Déles vuelta para dorar el otro lado. Sírvalas con almíbar o frutas.

DESAYUNO DEL NORTE

185 Cal. por porción

1 lb. de habichuelas
6 tazas de agua

1-1/2 cdtas. de sal
1 taza de leche evaporada

Da 10 porciones

HIERVA las habichuelas; retírelas del fuego y déjelas ablandar por 1 hora. Continúe cocinándolas hasta que se ablanden bien.

AGREGUE la sal y la leche; deben tener una consistencia de sopa. Sírvalas sobre tostadas de pan integral enmantequilladas.

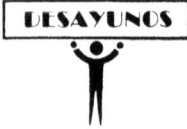

MERMELADA AGRI-DULCE

28 Cal. por Cda.

1 taza de albaricoques
  secos

1 taza de dátiles sin
  semillas

REMOJELOS durante la noche. Páselos por la liquadora o muélalos.

AGREGUE y continúe mezclando en la liquadora hasta que esté suave.

MANTEQUILLA DE CASHEW

81 Cal. por Cda.

1 taza de cashews tostados
  calientes
1/4 taza de aceite

PONGA el aceite en la liquadora. Agregue los cashews gradualmente, mientras la liquadora está funcionando. Siga mezclando hasta que tenga la consistencia que se desea.

MERMELADA MIXTA

25 Cal. por Cda.

3 tazas de frutas secas
  mixtas (ciruelas, al-
  baricoques, melocoto-
  nes, peras, manzanas,
  etc.)

1 lata pequeña de piña
  molida

miel

REMOJE las frutas durante la noche, en un poco de agua. Saque las semillas a las ciruelas. Pase las frutas por un molinillo o por la liquadora.

AGREGUE y mezcle bien.

AGREGUE miel a su gusto si lo necesita.

ALMIBAR DE MIEL Y ARCE (Maple)

54 Cal. por Cda.

1 taza de miel

1 taza de almibar pura de
  arce
1 cdta. de vainilla

CALIENTE la miel pero no deje que hierva.

AGREGUE y revuelva bien.

$\mathcal{V}egetales$

- Debe lavarse cuidadosamente todas las verduras de hoja que se usen crudas por el uso frecuente de insecticidas y fertlizantes.
- Las raíces, como zanahoria, cebollas, etc. deben lavarse bien y raspar o pelar la cáscara.
- Para refrescar verduras de hoja que estén algo marchitas, colóquelas en agua bien fría por una media hora.

Sabrosos sustitutos para verduras de hojas

- Pruebe las semillas germinadas. Vea la siguiente página.

¿Qué es una fruta?

"El ovario maduro de una planta o un árbol, incluyendo la semilla, su envoltura y las partes relacionadas con ella, como el carozo y la pulpa de un melocotón, o un guisante y su vaina." — Webster's Unabridged Dictionary

"Las frutas son consideradas cosechas de árboles, arbustos, enredaderas y plantas de tallos carnosos. Generalmente los tomates y melones son considerados como vegetales, si bien es también correcto llamarlos frutas vegetales." World Book

Por lo tanto...

- No sólo las manzanas, melocotones, dátiles, aguacates, naranjas, etc., (de árboles)
- Sino piñas, guayabas, bayas, etc., (de arbustos)
- Y semillas de plantas: toda clase de granos
- Y semillas de árboles: toda variedad de nueces
- Y semillas de vainas: legumbres de todo tipo
- Y frutas de trepadoras: pepinos, calabazas, melones, etc.
- Y frutas de tallos carnosos: tomates, berenjenas, pimientos, etc.

¿Qué proveen las frutas en la dieta?

- Carbohidratos, proteínas y grasas
- Vitaminas, minerales y ácidos
- Agua y bulto en los intestinos, proveyendo propiedades laxantes
- Azúcares naturales que proporcionan aguante y energía inmediata
- Las legumbres, granos y nueces son una excelente fuente de proteínas, bajas en grasas poli-no-saturadas

ENSALADAS

La hortaliza en la cocina
Semillas germinadas

¿Para qué germinar semillas?

- Las semillas son pequeños depósitos y al germinarlas se activa el laboratorio químico inherente que produce las Vitaminas A, B, C y E
- Es la forma más rápida de aumentar el valor nutritivo de un alimento
- Provée vegetales frescos para ensaladas todo el año

¿Qué semillas son recomendables para germinar?

- Legumbres: habichuelas soya, lentejas, garbanzos y guisantes
- Granos: trigo, cebada, millo, centeno, arroz, maiz
- Hierbas: alfalfa, girasol

¿Cómo se germinan las semillas?

- Use un pote de vidrio de boca ancha con capacidad de un litro
- Media taza de semillas medianas o una cucharada de semillas pequeñas llenarán un frasco
- Cubra las semillas en el frasco con una tela de mosquitero o media de nilón
- Lave las semillas repetidamente cambiando el agua; cúbralas con agua y déjelas remojar durante la noche
- Por la mañana vierta el agua; enjuague las semillas dos veces al día o más a menudo en tiempo caluroso para mantenerlas húmedas guardando el frasco en un lugar oscuro
- Después de cada enjuague menée el frasco para esparcir las semillas
- Después de 48 horas coloque el frasco en la clariadad, si quiere que reverdezcan
- Estará listo para usar cuando tengan de 1/4 a 1/2 pulgada de largo

¿Cómo se emplean las semillas germinadas?

- Para sustituir lechuga en una ensalada (vea las ps. 125 y 131)
- Como adorno y aderezo en ensaladas y sopas
- En lugar de lechuga en los emparedados (vea la p. 134)
- Dorados ligeramente en aceite para poner en platos chinos con otras verduras (vea la p. 52)
- Como granos germinados al hacer pan (vea la p. 89 y 90)

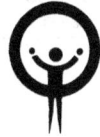

ℳderezos Para Ensaladas

"MAYONESA" DE SOYAGEN

55 Cal. por Cda.

1 taza de agua
1/2 taza de Soyagen
(leche soya)
1/2 cdta. de Accent
1/2 cdta. de paprika

MEZCLE en la liquadora por unos minutos.

1 taza de aceite

AGREGUE a los ingredientes en la liquadora y siga mezclando por unos minutos.

3 Cdas. de jugo de limón

Da 2-1/2 tazas

VIERTA la mezcla de la liquadora en una fuente y agréguele el limón. El limón espesará la mayonesa. Refrigérela.

SALSA TARTARA

45 Cal. por Cda.

1 taza de "mayonesa" de Soyagen
1 Cda. de pepinillos eneldos picados
1 Cda. de pimientos morrones picados
1 Cda. de cebolla picada
1 Cda. de pimiento verde picado

MEZCLE. El sabor de esta salsa mejorará si se la deja reposar en la refrigeradora por unas horas o durante la noche.

Da 1-1/4 tazas

"KREMA AGRIA" DE SOYAMEL

46 Cal. por Cda.

1 taza de agua
1/2 taza de polvo de Soyamel (leche soya)

MEZCLE en una liquadora.

3/4 taza de aceite
1/4 taza de jugo de limón

AGREGUE primeramente el aceite lentamente y luego el jugo.

Da 2-1/2 tazas

PUEDE guardarse en la refrigeradora de 7 a 10 días.

"MAYONESA" SOYA

46 Cal. por Cda.

1 taza de "krema agria"
1/2 cdta. de paprika
1/4 cdta. de sal
1/4 cdta. de sal de cebolla
1/8 cdta. de sal de ajo
1/8 cdta. de sal condimentada
1/4 cdta. de sal de apio

MEZCLE.

Da 1 taza

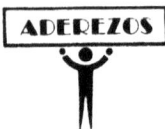

ADEREZO TROPICAL

25 Cal. por Cda.

1 taza de "krema agria"
1/2 taza de piña picada,
  colada
1 taza de guineos maduros
  majados
1/4 taza de coco rallado

Da 2-1/2 tazas

MEZCLE y sirva con ensalada de frutas.

ADEREZO FRANCES DE TOMATE

49 Cal. por Cda.

MEZCLE.

1/2 taza de sopa de tomate
  sin diluir
1/2 taza de aceite de oliva
1/4 taza de jugo de limón
1 cdta. de cebolla picada
1/2 cdta. de sal
1 Cda. de miel

Da 1-1/2 tazas

ADEREZO FRANCES (con pocas calorías)

3 Cal. por Cda.

1 taza de jugo de tomate
1/2 taza de jugo de toronja
1/8 cdta. de sal de ajo
pizca de paprika
1/2 taza de caldo vegetal

Da 2 tazas

MEZCLE bien todos los ingredientes. Para el caldo puede usar 1/2 taza de agua con 1/2 cdta. de McKay's Chicken Style Seasoning, o 1/2 cdta. de G. Washington Broth.

ADEREZO ITALIANO

67 Cal. por Cda.

1 taza de aceite de oliva
1/4 taza de agua
1/2 taza de jugo de limón
1 cdta. de sal
2 Cdas. de azúcar
1/2 cdta. de orégano
1/2 cdta. de albahaca
  (basil)
1/2 cdta. de polvo de ajo
1 cdta. de polvo de cebolla

Da 2 tazas

MEZCLE los ingredientes en una liquadora hasta que se espesen.

VARIACION: Puede agregar 1/2 lata de sopa de tomate sin diluir.

ADEREZOS

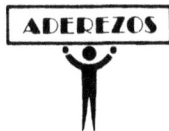

"CREMA AGRIA" (sustituto bajo en calorías)   9 Cal. por Cda.

1 / 2 taza de requesón
1 / 2 taza de suero de
  mantequilla
2 cdtas. de jugo de limón
cebollín, opcional

Da 1 taza

MEZCLE en la liquadora. Sirva con papas,
etc.

ADEREZO HERVIDO PARA ENSALADAS   16 Cal. por Cdas.

3 Cdas. de azúcar
1 cdta. de sal
1 Cda. de harina
1 huevo

MEZCLE en una ollita.

2 Cdas. de jugo de limón
1 / 2 taza de agua
1 Cda. de margarina

AGREGUE a lo anterior y bata bien. Cocine
a fuego mediano revolviendo constantemente hasta que se espese. Enfríe tapado.
Cuando esté frio diluya a la consistencia
deseada con crema o leche.

Da 1-1 / 2 tazas

ADEREZO COCIDO   30 Cal. por Cda.

1 taza de agua fria o leche
  soya
1-1 / 2 Cdas. de maicena

COCINE revolviendo constantemente
hasta que se espese. Enfríe.

1 taza de agua
3 / 4 taza de polvo de leche
  soya
aceite para espesar

MEZCLE el agua y el polvo de leche soya
en la liquadora. Agregue aceite lentamente
para espesar. Agregue la mezcla fría.

1 / 4 cdta. de polvo de ajo
1 / 2 cdta. de polvo de cebolla
1 / 2 cdta. de sal de apio
1 / 2 cdta. de paprika
1 / 2 taza de jugo de limón
sal a gusto

AGREGUE a los anteriores y mezcle bien.
Refrigere.

da 4 tazas

ADEREZO VERSATIL

57 Cal. por Cda.

1 taza de "mayonesa" soya
1 cdta. de cebolla
   deshidratada
1 cdta. de salsa soya
1 cdta. de perejil seco

Da 1 taza

MEZCLE bien los ingredientes y déjelos reposar por 1 hora. Este aderezo es sabroso sobre tostadas, galletas, con vegetales cortados en palitos, sobre ensaladas y verduras y con hojuelas de papas (potato chips).

ADEREZO SOL

45 Cal. por Cda.

1/3 taza de aceite de oliva
1/3 taza de jugo de limón
1 cdta. de miel
1/4 cdta. de paprika
sal de ajo y cebolla a
   gusto

Da apr. 1 taza

MEZCLE todos los ingredientes en un pote de vidrio pequeño. Agítelo hasta que los ingredientes estén bien unidos. Enfríe hasta que lo vaya a servir.

"MOSTAZA" (sustituto)

57 Cal. por Cda.

1 taza de "mayonesa" soya

PONGA la "mayonesa" en una fuente pequeña.

2 cdtas. de azafrán
1 cdta. de agua

DISUELVA el azafrán en agua y agregue a la "mayonesa". Mezcle bien.

2 cdtas. de jugo de cebolla
1 Cda. de perejil picado
1 Cda. de jugo de limón
pizca de paprika
sal de ajo y de cebolla
   a gusto

Da 1-1/4 tazas

MEZCLE con la "mayonesa" y refrigere para unir bien el sabor. El color amarillo se acentuará con el tiempo.

ADEREZO DE CONEY ISLAND

73 Cal. por Cda.

1/2 taza de agua
1/2 taza de Soyamel (leche
   en polvo soya)

MEZCLE en la liquadora para hacer una pasta suave.

1-1/2 tazas de aceite
6 Cdas. de jugo de limón

AGREGUE a los ingredientes en la liquadora en un chorrito continuo mientras sigue mezclando.

1 cdta. de sal
1/2 cdta. de Accent
1/4 cdta. de sal de apio
1/4 cdta. de sal de ajo
1 Cda. de salsa soya
1/4 taza de cebolla picada
1 lata de 6 oz. de pasta de
   tomate

Da 3 tazas

AGREGUE estos ingredientes a los anteriores en la liquadora. Mezcle bien pero no demasiado. El aderezo quedará firme. Refrigérelo.

ADEREZO PARA FRUTAS

23 Cal.

1/4 taza de miel
1-1/2 Cdas. de maicena

MEZCLE en una ollita.

1/2 taza de jugo de piña

VIERTA el jugo sobre la maicena y cocine revolviendo constantemente hasta que espese.

2 Cdas. de jugo de limón
2 Cdas. de jugo de naranja
1 Cda. de ralladura de naranja

AGREGUE a la maicena y mezcle bien. Enfríe y sirva con ensalada de frutas.

Da 1 taza

Ensaladas

ENSALADA DE TACOS

1 cabeza grande de lechuga

LAVE, escurra y rompa en pedazos.

4 tomates medianos picados
2 cebollas medianas picadas

12-16 oz. de queso cheddar o colby

RALLE por el lado mediano del rallador.

1 lata de 20 oz. de
 habichuelas coloradas
1 lata de Vegeburger o 2
 tazas de gluten molido *
1 paquete de Taco Flavored
 Tortilla Chips
1 taza de aderezo francés

MEZCLE y revuelva ligeramente.

Da 15 porciones

ENSALADA GUSTOSA DE ZUCCHINI

152 Cal. por porción

3 tazas de zucchini sin
 pelar, picada
3 manzanas grandes sin
 pelar, picadas
1/2 taza de apio picado
1/2 taza de castañas
 (water chestnuts)

MEZCLE.

1/2 taza de yogurt
1/2 taza de almendras
 tostadas picadas
2 Cdas. de semillas de
 ajonjolí

TUESTE las almendras y el ajonjolí en una sartén seca revolviendo constantemente hasta que el ajonjolí comience a reventar y las nueces a tostarse.

1 taza de yogurt
2 cdtas. de azúcar
1/2 taza de "mayonesa" soya
3/4 cdta. de sal
2 cdtas. de ralladura de naranja

MEZCLE el resto de los ingredientes en una fuente aparte y agregue la mezcla de el zucchini. Revuelva ligeramente.

Da 10 porciones

* Vea la p. 61

ENSALADA DE HABICHUELAS

1 lata de habichuelas
  tiernas cortadas
1 lata de habichuelas
  tiernas amarillas
1 lata de garbanzos
1 lata de habichuelas
  coloradas

ESCURRA las habichuelas y mézclelas.

1/4 Taza de pimiento verde
  picado
1 cebolla pequeña
  machacada
1/4 taza de azúcar
1/3 taza de aceite
1/3 taza de jugo de limón

MEZCLE y agregue a las habichuelas.
Agregue sal a su gusto. Esta ensalada
tendrá mejor sabor si se la deja reposar por
unas horas antes de servirla.

Da 10 porciones

ENSALADA DE HABICHUELAS TIERNAS Y TOMATE

96 Cal. por porción

3 tazas de habichuelas
  tiernas frescas o
  enlatadas
1 cebolla pequeña picada
3 tomates picados
1/4 cdta. de sal
2-3 Cdas. de mayonesa
pizca de sal

REVUELVA todo y sirva en seguida.

Da 4 porciones

ENSALADA DE "POLLO"

131 Cal. por porción

2 tazas de habas

ESCURRALAS.

2 tallos de apio

PIQUELOS.

1/2 cebolla mediana

PIQUELA.

1-1/2 a 2 tazas de lechuga

PICADA.

1/4 taza de mayonesa
sal a gusto

TODOS los ingredientes deben estar fríos.
Revuélvalos bien y sírvalos sobre jojas de
lechuga. Salpique la ensalada con paprika
o con tiras de pimiento morrón. Puede
agregarle pedazos de Soyameat Chicken
Style si desea.

Da 6 porciones

ENSALADA DE GARBANZOS
56 Cal. por porción

1 taza de garbanzos
  cocidos
1/4 taza de pimiento verde
  picado
2 tomates picados
1 zanahoria picada
5 ramitas de perejil picadas
4 tallos de apio con hojas
  picado
1 pepinillo pequeño picado

Da 8 porciones

MEZCLE ligeramente. Agregue su aderezo para ensalada favorito. Sirva la ensalada sobre hojas de lechuga y decórela con rabanitos en forma de rosas.

ENSALADA DE HABICHUELAS MIXTA
174 Cal. por porción

1 lata de habichuelas
  tiernas
1 lata de habichuelas
  tiernas amarillas
1 lata de habichuelas
  coloradas
1 lata de habas
1 lata de habichuelas
  germinadas
1 taza de apio picado
1 cebolla picada
1 pimiento rojo picado
1 pimiento verde picado

ESCURRA las habichuelas y mezcle con el resto de los ingredientes.

1/2 taza de azúcar
2/3 taza de jugo de limón
1/2 taza de aceite de oliva
1 cdta. de sal

MEZCLE y vierta sobre las habichuelas. Déjela reposar por 24 horas. Revuelva la ensalada antes de servirla.

Da 16 porciones

ENSALADA CALIENTE DE GUISANTES
73 Cal. por porción

1 paquete congelado de
  10 oz. de guisantes

COCINE los guisantes por 2-3 minutos hasta que estén apenas blandos.

1/2 taza de apio picado
1/4 taza de cebolla verde
  rebanada
1 taza de Soyameat Turkey
  Style, picada
mayonesa soya suficiente
  para humedecer

MEZCLE todos los ingredientes y caliéntelos. También puede servirla fría.

Da 8 porciones

ENSALADA DE MACARRONES

156 Cal. por porción

1 taza de macarrones
  crudos

COCINELOS, escúrralos y déjelos enfriar.

1/2 taza de zanahoria
  rallada
1/4 taza de pimiento
  picado
1 taza de apio picado
2 huevos duros picados
1/2 taza de queso picado
2 Cdas. de cebolla picada
4 rabanitos picados o
  rebanados

MEZCLE con los macarrones.

1/2 cdta. de sal de cebolla
4 cdtas. de catsup
2 cdtas de jugo de limón
1/2 taza de mayonesa
1/2 cdta. de sal

MEZCLE en la liquadora y agregue a los macarrones. Enfríe la ensalada y sírvala sobre hojas de lechuga.

Da 8 porciones

ENSALADA DE MACARRONES Y GUISANTES

115 Cal. por porción

2 tazas de macarrones
  (coditos) cocidos
1 paquete congelado de
  guisantes
1 taza de apio bien picado
1 cebolla pequeña
  machacada
1/2 taza de pimiento verde
  picado
1/2 taza de "mayonesa"
  soya

PUEDE usar los guisantes crudos o medio cocidos.

MEZCLE todos los ingredientes con la "mayonesa" y sirva la ensalada sobre hojas de lechuga.

VARIACION: Puede agregarle 1/2 taza de almendras cortadas a lo largo.

Da 8 porciones

ENSALADA DE ZANAHORIA Y COCO

125 Cal. por porción

1 taza de zanahoria rallada
1 taza de coco rallado
1/2 taza de pasas
1/2 taza de nueces
  picadas, opcional
1/2 taza de pedazos de
  piña, opcional
1/2 taza de dátiles picados,
  opcional

MEZCLE todos los ingredientes. Aderézelos con mayonesa y sal o use jugo de naranja fresco.

Da 8 porciones

ENSALADA DE COLIFLOR Y TOMATE

93 Cal. por porción

1/2 coliflor

LAVE, corte y seque la coliflor.

2 tomates medianos
1/2 taza de mayonesa

CORTE los tomates y mezcle con la mayonesa.

RALLE la coliflor por el lado grueso del rallador o córtela en pedacitos pequeños fáciles de comer. Revuelva la coliflor ligeramente en la mezcla de tomate y mayonesa.

Da 6 porciones

ENSALADA MIXTA DE COLIFLOR

92 Cal. por porción

1 coliflor mediana cruda
1/4 taza de cebolla picada
1/2 taza de hojas de apio
    picadas
1/2 taza de apio picado

CORTE la coliflor en rebanadas finas. Mezcle con el resto de los ingredientes.

1/2 taza de crema agria
1/4 taza de aderezo francés
1 cdta. de semillas
    alcaravea (caraway)
3/4 cdtas. de sal

MEZCLE y revuelva con los ingredientes anteriores. Sirva la ensalada sobre hojas de lechuga.

Da 6 porciones

ALCACHOFAS EN ESCABECHE

1 paquete congelado de
    alcachofas
1 taza de agua
1 diente de ajo
jugo de 1 limón

COCINE las alcachofas en el agua con el ajo y el jugo de limón hasta que estén tiernas, alrededor de 10 minutos. Saque las alcachofas del agua y colóquelas en un frasco.

jugo de 1/2 limón
2 Cdas. de aceite de oliva
suficiente líquido donde se
    cocinaron
    las alcachofas para
    cubrirlas
2 Cdas. de perejil picado
1 diente de ajo machacado

AGREGUE a las alcachofas cocidas. Déjelas reposar durante la noche. Escúrralas y úselas en su ensalada mixta favorita.

Da 6 porciones

ENSALADA DE PAPAS POLACA

171 Cal. por porción

3 papas grandes

HIERVALAS, pélelas y córtelas.

2 tazas de zanahorias
  cocidas
1 lata de 1 lb. de
  habichuelas vegetarianas
  horneadas, escurridas y
  lavadas
1 cebolla grande picada
2 huevos duros picados
2 pepinillos eneldos
  picados
1 taza de apio picado

MEZCLE todos los vegetales con las papas
en una fuente grande.

1/2 a 1 taza de mayonesa o
  a su gusto
2 Cdas. de jugo de limón
sal a gusto

REVUELVA cuidadosamente con los
vegetales. Refrigérela por 4-6 horas antes
de servirla.

SERVIDA con un vegetal verde y pan
integral esta ensalada constituye una
comida completa.

Da 8-10 porciones

ENSALADA DE PAPA Y REPOLLO

92 Cal. por porción

1/2 cabeza de repollo

RALLE.

1 cebolla mediana
4 papas medianas cocidas
  y peladas
4 huevos duros

PIQUELOS.

mayonesa a gusto
1/2 cdta. de sal

MEZCLE. Puede preparar esta ensalada
temprano en la mañana para servirla para
el almuerzo. Refrigérela.

Da 10 porciones

ENSALADA DE REPOLLO Y HABAS

62 Cal. por porción

1 cabeza pequeña de
  repollo, rallado
1/2 taza de rabanitos rebanados
1/2 taza de perejil picado
1 lata de 14 oz. de habas
  verdes
1/2 cdta. de sal
1/2 taza de cebolla
  rebanada

MEZCLE todos los ingredientes. Tápela y
refrigérela por 1 hora. Mezcle con crema
agria y sírvala. Puébela con "krema agria"
en la p. 119.

Da 10 porciones

ENSALADA DE REPOLLO Y PIÑA　　　　90 Cal. por porción

1 taza de crema agria
3 Cdas. de azúcar
1 cdta. de sal
2 Cdas. de jugo de limón

MEZCLE hasta que el azúcar esté disuelta.

3 tazas de repollo rallado
1 lata pequeña de piña
　picada, escurrida

MEZCLE con el aderezo de crema agria.

Da 10 porciones

TEBULA (Ensalada Libanesa)　　　　309 Cal. por porción

1 taza de trigo partido seco
　(bulgar)

REMOJE el trigo en una fuente con agua tibia que lo cubra y déjelo enfriar. Exprima el agua del trigo con las manos.

4 tomates frescos picados
2 pepinillos pelados
　picados
1 cebolla mediana picada
3 cabezas de perejil
　picadas
1/3 taza de hojas de menta
2 cdtas. de sal
1/2 taza de jugo de limón
1 taza de aceite de oliva

REVUELVA los vegetales picados en el trigo. Agregue la sal, el jugo de limón y aceite de oliva. Refrigérela por 4 horas o más antes de servirla. Si desea, agréguele 1/2 pimiento verde bien picadito.

Da 10 porciones

ENSALADA COMPLETA　　　　153 Cal. por porción

1 taza de arroz integral
　crudo
3 tazas de agua fria
1/2 cdta. de sal
2 Cdas. de aceite

COCINE el arroz en el agua con sal y el aceite hasta que esté blando.

2/3 taza de apio picado
3 Cdas. de mayonesa
1 Cda. de aderezo francés
1/2 taza de guisantes
　congelados medio
　crudos
3 Cdas. de pepinillos
　dulces picados
1 cdta. de cebolla picada

REVUELVA todos los ingredientes para mezclarlos bien. Sirva la ensalada sobre hojas de lechuga y decórela con trozos de tomate.

Da 8 porciones

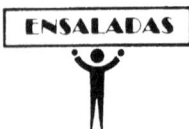

ENSALADA DE VEGETALES ARCO IRIS
89 Cal. por porción

lechuga

ARREGLE la lechuga en platos para ensalada.

3 remolachas

CORTE las remolachas en rebanadas finas y ponga encima de la lechuga formando un círculo.

1 taza de zanahorias picadas

FORME un círculo con las zanahorias.

1 taza de guisantes cocidos
1 pimiento verde picado

RELLENE el centro con los guisantes. PONGA el pimiento verde entre las zanahorias.

mayonesa

ADORNE el centro con mayonesa.

Da 6 porciones

ENSALADA ALEMANA
48 Cal. por porción

2 pepinillos, partidos por la mitad y rebanados
1 cebolla grande rebanada
1 taza de yogurt
sal a gusto

MEZCLE todos los ingredientes y déjela reposar por 1 hora en la refrigeradora antes de servirla. Revuelva la ensalada al momento de servirla.

Da 4 porciones

ENSALADA DE ESPINACA Y PEPINILLOS
67 Cal. por porción

1 diente de ajo

FROTE la fuente de ensalada con el ajo cortado.

1 lb. de espinaca fresca

ROMPA la espinaca en trozos y escúrrala bien.

1/2 pepinillo grande parcialmente pelado

CORTE el pepinillo en rebanadas finas y colóquelas encima de la espinaca.

aderezo Italiano, vea la p. 120

VIERTA el aderezo sobre la ensalada y rocíela con 1 Cda. de jugo de limón. Refrigérela. Revuélvala antes de servirla y agréguele más aderezo Italiano.

Da 6 porciones

ENSALADA GERMINADA

168 Cal. por porción

2 tazas de alfalfa
  germinada
1 lata de 20 oz. de
  garbanzos, esucurridos
2 tomates picados
1 cebolla pequeña picada
1 / 2 pimiento verde picado

MEZCLE todos los ingredientes y revuélvalos ligeramente. Deliciosa con aderezo Italiano o Francés. (Para germinar alfalfa vea la p. 117.)

Da 4 porciones

ENSALADA DE REMOLACHA

69 Cal. por porción

1 cabeza mediana de
  lechuga

RALLE la lechuga o rómpala en platos separados para ensalada.

1 lata de remolachas
  cortadas a lo largo
1 / 4 a 1 / 3 taza de
  "mayonesa" soya

MEZCLE las remolachas con la "mayonesa". Sirva sobre la lechuga.

aceitunas negras

ADORNE.

Da 6 porciones

PEPINILLOS ENELDOS (Pickles)

3 Cdas. de sal
4 tazas de agua

MEZCLE la sal y el agua en una olla y déjela hervir.

5-8 pepinillos, apr. 5" de
  largo

LAVELOS.

4 cabezas de eneldo (dill)
2 dientes de ajo

PONGA una cabeza de eneldo en el fondo de cada frasco esterilizado. Arregle los pepinillos en los frascos.

AGREGUE el ajo y el resto de el eneldo. Vierta agua salada a cada frasco a una pulgada del borde del frasco. Cierre el frasco usando el aro de goma y la tapa. Guárdelos en un lugar seco y fresco por 3 semanas antes de usarlos.

Da 2 frascos de 4 tazas

ENSALADA DE ARROZ CON "POLLO"

151 Cal. por porción

1-1/2 tazas de Soyameat
  Chicken Style picado
1-1/2 tazas de arroz cocido
1-1/2 tazas de apio picado
1/4 taza de cebolla
  deshidratada
1/2 taza de pimiento verde
  picado
1 Cda. de jugo de limón
2 Cdas. de aceite
3/4 taza de mayonesa

MEZCLE bien. Puede apretar en un molde de gelatina e invertirlo para servir.

Da 10 porciones

TOMATES RELLENOS CON "POLLO"

171 Cal. por porción

4 tomates

1 lata de 13 oz. de Soya-
  meat Chicken Style
  picado

1 tallo de apio picado
sal de cebolla a gusto
1/4 taza de mayonesa

SAQUE la pulpa a los tomates y píquela.

ESCURRA.

MEZCLE la pulpa del tomate, el pollo vegetal y el apio, la sal de cebolla y la mayonesa. Rellene los tomates.

Da 4 porciones

TOMATES RELLENOS CON REQUESON

130 Cal. por porción

4 tomates

2 tazas de requesón

SAQUE la pulpa de los tomates.

PONGA 1/2 taza de requesón en cada tomate y adórnelos con Bacos o Striple Zips.

Da 4 porciones

ENSALADA DE NUTEENA

133 Cal. por porción

2 tazas de Nuteena cortada
  en cuadraditos pequeños
1 taza de apio picado
1 paquete de 10 oz. de
  guisantes congelados
3 Cdas. de pimiento
  morrón picado
1/2 taza de "mayonesa"
  soya

MEZCLE todos los ingredientes junto con la mayonesa y sirva la ensalada sobre lechuga.

Da 8 porciones

ENSALADA DE GARBANZOS EN ESCABECHE   194 Cal. por porción

2 tazas de garbanzos
  cocidos y escurridos
1 cebolla mediana picada
1 lata de 4 oz. de pimiento
  morrón picado
1/4 taza de aceite de oliva
jugo de 1-1/2 limones
sal a gusto

MEZCLE todos los ingredientes y déjelos reposar por unas horas. Sirva sobre lechuga.

Da 6 porciones

ENSALADA DE NABOS   67 Cal. por porción

3 tazas de nabo crudo
  rallado
1-1/2 tazas de apio picado
1 lata de 2 oz. de pimiento
  morrón picado
1/2 taza de aceitunas
  picadas
1/4 cdta. de sal
2-3 Cdas. de mayonesa

MEZCLE. Sirva sobre lechuga adornada con aceitunas.

Da 6 porciones

TOMATES RELLENOS CON QUESO   181 Cal. por porción

6 tomates

SAQUE la pulpa de los tomates.

2 tazas de requesón
1 taza de queso rallado
1/3 taza de aceitunas
  picadas

MEZCLE y rellene los tomates.

Da 6 porciones

ENSALADA DE BROCOLI   85 Cal. por porción

1 lb. de brócoli

COCINE hasta que esté apenas tierno. Escúrralo y déjelo enfriar.

3 Cdas. de aceite de oliva
3 Cdas. de jugo de limón
1 diente de ajo machacado
1/4 cdta. de sal
tiritas de pimiento morrón

ADEREZE el brocoli con estos ingredientes y decórelo con el pimiento morrón.

Da 4-6 porciones

ENSALADA PARA EMPAREDADOS ABIERTOS   200 Cal.

rebanadas de pan integral
rebandas de Soyameat
  Chicken Style
1 Cda. de "mayonesa" soya
1/2 tomate picado
2 Cdas. de alfalfa
  germinada
sal a gusto

PONGA el pollo vegetal sobre el pan con mayonesa. Ponga una capa de tomate y alfalfa germinada. (Para germinar vea la p. 117.)

PIÑA CON REQUESON   140 Cal. por porción

lechuga

COLOQUE la lechuga en un platón de ensalada.

6 rebanadas de piña
  enlatada

PONGA las rebanadas de piña sobre la lechuga.

requesón

PONGA 1 Cda. de requesón en el centro de cada rebanada de piña.

tomate

COLOQUE una rebanada de tomate en el centro del requesón. Sirva con su aderezo para ensalada favorito.

Da 6 porciones

ENSALADA DE FRUTA   156 Cal. por taza

1 taza de mandarinas
  frescas
1 taza de piña en pedazos

ESCURRA las frutas.

1 taza de uvas cortadas por
  la mitad
1 taza de guineos maduros
1 taza de coco rallado
1 taza de yogurt

MEZCLE los ingredientes con el yogurt.

SIRVA la ensalada sobre lechuga si desea.

Da 6 tazas

ENSALADA WALDORF   167 Cal. por porción

2 tazas de manzanas
  picadas
1-1/2 tazas de uvas rojas
1 taza de apio picado
1/2 taza de nueces picadas

MEZCLE.

1/4 taza de crema mediana
1/2 taza de mayonesa o
  aderezo para ensalada
1 Cda. de azúcar morena

MEZCLE hasta que esté suave. Vierta sobre la ensalada y revuelva ligeramente.

Da 8 porciones

Conservadores de la salud para los
Amantes de lo dulce . .

Riesgos en el uso de azúcar...

- Obesidad   • Diabetes
- Caries dentales   • Hipoglicemia
- Aumenta las grasas en la sangre (trigliceridos) causando artereosclerosis
- Forma hábito
- Malnutrición ("ausencia de calorias")

El azúcar disminuye la capacidad de las células blancas para destruir bacterias...

- Los azúcares disminuyen en un 50% la capacidad de las células blancas para destruir bacterias.
- Gran parte de esta disminución ocurre alrededor de 2 horas después de haber ingerido azúcar.
- Por medio del ayuno se aumenta la capacidad de las células blancas para destruir bacterias.
- Por lo tanto esto demuestra que limitando el consumo de azúcar aumenta las defensas naturales del cuerpo para contrarrestar infecciones.

Contenido de azúcar en postres favoritos...

- Donas con azucarado   6 cdtas.
- Helados, 1 Cda. grande   4 cdtas.
- Bizcocho de chocolate (4 oz.) 10 cdtas.
- Gaseosas (12 oz.)   8 cdtas.
- Leche malteada (1 taza)   15 cdtas.
- Pastel (pai) de fruta (1 porción) 10 cdtas.
- Fruta enlatada (1 porción)   3 cdtas.
- Gelatina o mermelada (1 Cda.) 3 cdtas.
- Banana Split   24 cdtas.
- Chicle (1 barrita)   1/3 cdta.

Promedio de consumo de azúcar por persona en los Estados Unidos...

- En 1822   2 cdtas. por dia
- En 1870   10 cdtas. por dia
- En 1905   20 cdtas. por dia
- En 1974   33 cdtas. por dia

Dulce . . . pero agrio

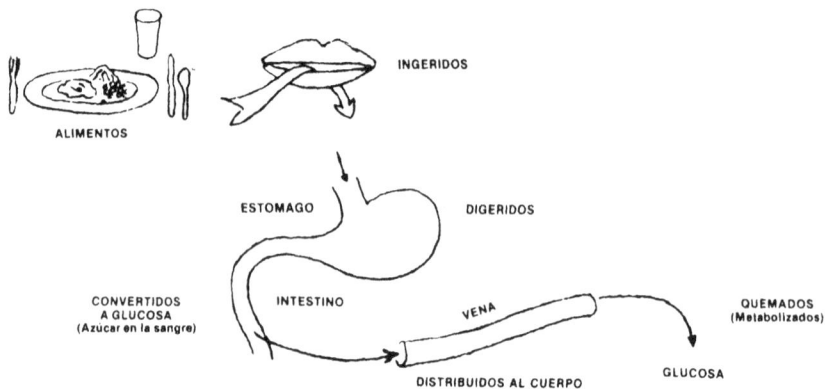

ALIMENTOS

INGERIDOS

ESTOMAGO

DIGERIDOS

CONVERTIDOS
A GLUCOSA
(Azúcar en la sangre)

INTESTINO

VENA

QUEMADOS
(Metabolizados)

DISTRIBUIDOS AL CUERPO

GLUCOSA

El complejo de Vitamina B y los minerales son ESENCIALES para completar el metabolismo del azúcar y dióxido de carbono para prevenir un alza de ácido pirúvico y daños en los nervios que causan irritabilidad

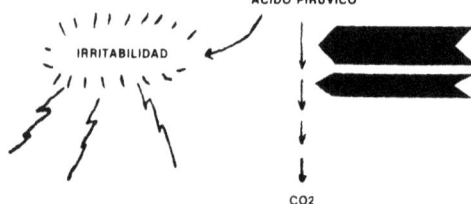

ACIDO PIRUVICO

IRRITABILIDAD

CO_2

DESAYUNO COMUN (no equilibrado)

Café (no tiene vitaminas)
   Cda. de azúcar

Pan dulce o dona
   (azúcar, poca vitamina)

Tostada de pan blanco y
   mermelada (azúcar, poca vitamina)

DESAYUNO EQUILIBRADO

Fruta fresca o jugo

Granos completos

Proteínas

Leche

Referencias:

1. Kijak, E., Faust, G., and Steinman, R., Relationship of blood sugar level and leukocytic phogocytosis. J. So. Calif. State Dental Assoc. 32: Sept. 1964
2. Scharffenberg, J. A., Special Topics in Nutrition, Book I.

Postres

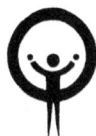

GALLETITAS DE MANTEQUILLA DE MANI   122 Cal. por galletita

1/2 taza de mantequilla de
  mani
1/2 taza de miel
1/4 taza de aceite
1/4 cdta. de sal
1/2 cdta. de vainilla

BATA hasta que estén cremosos.

1 taza de harina integral o
  blanca
4 Cdas. de germen de trigo

AGREGUE y mezcle bien. Forme bolitas con la masa y aplástelas. Hornéelas por 10 minutos a 350°. Déjelas enfriar antes de sacarlas del molde.

Da 1-1/2 docenas

GALLETITAS DE AVENA   96 Cal. por galletita

4 tazas de avena cruda
4 tazas de harina integral
1 taza de azúcar
1 taza de nueces molidas
1-3/4 tazas de aceite

MEZCLE.

1-1/2 tazas de agua
1 taza de leche en polvo
1/2 taza de melaza
1/2 cdta. de sal
4 cdtas. de vainilla

PASE por la liquadora y agregue a lo anterior.

2 tazas de pasas
2 tazas de nueces picadas

AGREGUE y mezcle bien. Ponga por cucharadas en un molde sin engrassar y aplástelas. Hornéelas por 20 minutos a 325°.

Da 8 docenas

DIAMANTES DE CAROB   128 Cal. por galletita

2 Cdas. de polvo de carob
1/2 taza de aceite
1/2 taza de azúcar morena
2 huevos
1/2 taza de harina
1/4 cdta. de sal
1/2 cdta. de vainilla

MEZCLE bien los ingredientes. Esparza la masa en dos moldes de 8" o en un molde de galletitas.

1/2 taza de nueces picadas

SALPIQUE las nueces sobre la masa. Hornée por 12 minutos a 400°. Deje que enfríe un poco y corte en forma de diamantes.

Da 1-1/2 docenas

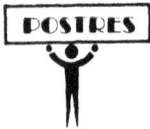

GALLETITAS A LA SARTEN

47 Cal. por galletita

1 taza de dátiles picados
1/3 taza de agua

MEZCLE en una sartén y cocine a fuego mediano hasta que los dátiles estén suaves y la mezcla esté espesa.

1/2 taza de nueces picadas

AGREGUE y mezcle bien. Retire del fuego.

2 tazas apr. de corn flakes

REVUELVA suficiente cereal seco hasta que tenga la consistencia deseada.

coco rallado

FORME galletitas y páselas por el coco rallado.

Da 2 docenas

GALLETITAS DE DATILES

71 Cal. por galletita

1/2 taza de aceite
1-1/2 tazas de dátiles
   picados
1 cdta. de vainilla
1 cdta. de sal
1 taza de harina integral
1 taza de avena
1 taza de germen de trigo
1/2 taza de líquido; leche,
   agua o jugo de fruta

MEZCLE los ingredientes en el orden dado. Puede agregar pasas y nueces si desea. Hornée las galletitas por 15 minutos a 350°.

Da 4 docenas

PASTELILLOS DANESES

80 Cal. por pastelillo

1 taza de margarina
1 taza de requesón

BATA hasta que estén cremosos.

2 tazas de harina

MEZCLE para hacer una masa. Envuelva la masa en papel encerado y ponga en el refrigerator. Estire la masa hasta que esté bien fina y córtela en circulitos de 2". Puede hacerlos de otros tamaños si desea.

3/4 taza de relleno; puede
   ser mermelada de fruta

PONGA 1 cdta. de relleno en cada circulito y cúbralo con otro circulito. Aplaste los bordes con un tenedor para que el relleno no se salga. Hornéelos por 15 minutos a 400°.

Da 3 docenas

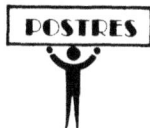

GALLETITAS DE AVENA RELLENAS

65 Cal. por galletita

1 taza de pasas molidas
  o higos
2 Cdas. de miel
1 Cda. de margarina
1/2 taza de agua o jugo
  de naranja
1 Cda. de ralladura
  de naranja

COCINE alrededor de 5 minutos hasta que se ponga pegajosa. Deje que enfríe mientras prepara la masa.

1 taza de margarina
1/2 taza de azúcar morena
1/2 cdta. de sal
1 cdta de vainilla

BATA hasta que estén cremosos y livianos.

2-1/2 tazas de avena
2-1/2 tazas de harina
  integral o blanca
1/2 taza de agua o jugo
  de naranja

AGREGUE los ingredientes secos alternándolos con el líquido. Enfríe la masa. Estire la masa en porciones y corte circulitos. Ponga 1 cdta. de relleno en el circulito y tápelo con otro. Aplaste los bordes con un tenedor. Hornéelos a 350° hasta que se doren.

Da 4 docenas

BARRITAS DE FRUTA

135 Cal. por barrita

1/2 taza de ciruelas
  picadas
1/2 taza de albaricoques
  picados
1/2 taza de pasas

CUBRA las frutas con agua y cocine por 15 minutos. La fruta debe quedar con alrededor de 1/2 taza de agua. Escurra y ponga 1/2 taza del líquido en una fuente.

1 taza de margarina
1/2 taza de miel

BATA con el líquido de la fruta hasta que esté cremoso.

1-1/4 tazas de harina
  cernida
1 taza de avena

AGREGUE y mezcle hasta que la masa esté hecha pedazos. Apriete la masa firmemente con una cuchara en el molde (9x9). Esparza el relleno sobre la masa. Cubra con el resto de la masa. Hornée por 30 minutos a 400°. Enfríe bien y corte en cuadrados. Guárdelos en la refrigeradora.

VARIACION: Agregue una capa de guineos rebanados al relleno.

Da 20 cuadrados

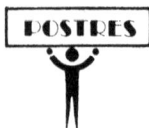

TOSTADITAS

77 Cal. por tostadita

1/2 taza de margarina

DERRITALA.

1/4 taza de miel
1/4 taza de azúcar

AGREGUE a la margarina derretida.

4 tazas de avena

AGREGUE la avena antes que el azúcar se disuelva completamente. Mezcle bien y apriete en un molde 9x13. Hornée por 8-10 minutos a 400°. Corte en cuadrados mientras está caliente pero no los saque del molde hasta que estén fríos.

Da 2 docenas

GALLETITAS DE GRANOLA

77 Cal. por galletita

1 taza de margarina

DERRITALA.

1/2 taza de miel
1 taza de harina integral
1 huevo, opcional
1 taza de coco
1/2 taza de nueces molidas
3 tazas de avena

AGREGUE los ingredientes en el orden dado y mezcle bien. Ponga por cucharaditas en un molde engrasado. Si no usa el huevo, apriételas antes de sacarlas de la cuchara. Hornéelas por 10 minutos a 350°. Generalmente se hornean mejor por 5 minutos en la parrilla de arriba y 5 minutos en la de abajo.

Da 4 docenas

GALLETITAS DULCES DE HARINA INTEGRAL

50 Cal. por galletita

1/2 taza de azúcar morena
6 Cdas. de manteca vegetal

BATA hasta que estén cremosos.

1 cdta. de sal
3/4 taza de nueces molidas
2 tazas de harina integral
1/2 taza de agua fría

AGREGUE y mezcle bien. Estire la masa bien fina. Corte en cuadrados o diamantes y hornéelas en un molde engrasado por 20 minutos a 325°.

Da 4 docenas

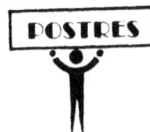

CUADRADITOS DE DATILES

70 Cal. por cuadradito

3 tazas de avena
1 taza de harina
1/2 cdta. de sal

MEZCLE.

1/2 taza de aceite

AGREGUE y mezcle.

1 cdta. de vainilla
3 Cdas. de agua o leche

AGREGUE y mezcle. Extienda la masa con las manos en el fondo de un molde (10x12). La capa de masa debe ser fina. Cubra con el relleno de dátiles; use el resto de la masa para cubrir el relleno. Aplástela un poco. Hornée por 35 minutos a 350°. Corte en cuadrados y déjelos enfriar antes de sacarlos del molde.

Da 4 docenas

RELLENO DE DATILES

3 tazas de dátiles picados
2 tazas de agua
1/8 cdta. de sal

COCINE los dátiles hasta que estén pegajosos y el agua se haya evaporado.

GALLETITAS DE DATILES Y GUINEITOS

68 Cal. por galletita

2 guineos maduros grandes
  majados
1 taza de dátiles picados
2/3 taza de aceite
1/2 taza de nueces picadas
1/2 cdta. de sal
1 cdta. de vainilla
1/4 taza de harina soya
1 taza de germen de trigo
2 tazas de avena
1/4 taza de miel

MEZCLE todos los ingredientes y déjelos reposar por unos minutos. Forme en galletitas. Hornéelas por 25 minutos a 375°.

Da 4 docenas

MEDIA LUNAS DE AVELLANAS

95 Cal. por media luna

1 taza de margarina
1/4 taza de azúcar

BATA hasta que estén cremosos.

2 tazas de harina cernida
1 taza de avellanas molidas
1 cdta. de vainilla

AGREGUE y mezcle bien. Enfríe la masa en la refrigeradora hasta que esté firme. Forme en medias lunas y hornéelas en un molde sin engrasar por 10 minutos a 350°.

Da 3 docenas

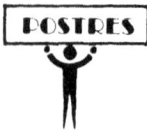

GALLETITAS DE MIEL Y NUECES
116 Cal. por galletita

1/2 taza de miel
1 taza de margarina blanda
2 cdtas. de vainilla
2 tazas de harina
1/2 cdta. de sal
1/2 taza de germen de trigo
1-1/2 tazas de nueces
  picadas

MEZCLE todos los ingredientes en el orden dado y mézclelos bien. Enfríe la mezcla por unas horas o durante la noche. Forme bolitas y hornéelas a 325° hasta que se doren.

Da 3 docenas

PAI DE FRUTAS
263 Cal. por porción

1 taza de cranberries
  crudas
1-1/2 tazas de manzanas
  crudas

LAVE y corte las manzanas sin pelar. Muela las manzanas y los cranberries.

1/2 taza de piña molida,
  escurrida
3/4 taza de azúcar

AGREGUE y mezcle. Refrigere las frutas por 12-24 horas para que los sabores se unan; tendrán sabor a fresas. Póngalas en un molde de pai con corteza justo antes de servir. Sírvalo con crema batida. Los pedazos de pai se cortan muy bien y sin necesidad de gelatina.

Da 6 porciones

CREMA BATIDA (baja en calorías)
9 Cal. por Cda.

1/3 taza de agua helada
1/3 taza de leche en polvo
  descremada

BATA el agua y la leche hasta que esté firme.

2 Cdas. de azúcar
2 Cdas. de jugo de limón

AGREGUE el azúcar y el limón lentamente, batiendo constantemente. Enfríe por 30 minutos antes de servirla.

Da 1-1/2 tazas

CREMA BATIDA DE SOYAMEL
81 Cal. por Cda.

2 Cdas. de Soyamel
1/4 taza de agua

MEZCLE en la liquadora.

1/2 taza de aceite más
  1 Cda.
1-2 Cdas. de jugo de limón
1-3 Cdas. de azúcar o miel

AGREGUE.

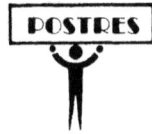

PAI DE GUINETOS Y NUECES

263 Cal. por porción

1 taza de agua
1/2 taza de cashews crudos
o almendras
12 dátiles sin semillas
1 cdta. de vainilla
pizca de sal
3 Cdas. de maicena

PASE los ingredientes por la liquadora.

1 taza de agua

AGREGUE y ponga en baño María. Cocine hasta que se espese.

REBANE guineitos maduros en el fondo de la corteza horneada para pai.
AGREGUE el relleno de cashews.
ADORNE con fresas, cerezas o coco rallado.

Da 6 porciones

CORTEZA INTEGRAL PARA PAI

1/4 taza de aceite
3 Cdas. de agua

BATA el aceite y el agua con un tenedor hasta que estén cremosos.

1 taza de harina integral
fina
1/2 cdta. de sal

MEZCLE la harina y la sal en una fuente. Vierta la mezcla de agua y aceite y amase un poco. Estire la masa entre dos hojas de papel encerado y ponga en el molde de pai. Haga huequitos en el fondo. Hornée por 15 minutos a 350°.

PAI DELICIOSO DE PIÑA

254 Cal. por porción

2-1/2 tazas de jugo de piña
gajitos de 2 naranjas,
opcional
1/4 a 1/3 taza de maicena

PASE rápidamente por la liquadora. Cocine hasta que se espese, revolviendo constantemente.

1-2 guineos maduros
grandes

REBANE los guineos o dátiles y cubra el fondo de la corteza. Vierta la mezcla cocida no muy caliente lentamente sobre la fruta. Adorne con coco rallado (opcional) y gajitos de mandarinas.

Da 6 porciones

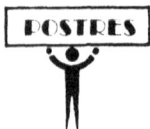

PAI DE CALABAZA

219 Cal. por porción

4 Cdas. de harina

DORE ligeramente revolviendo constantemente.

1/2 taza de azúcar morena
2 tazas de puré de calabaza

MEZCLE el azúcar y la harina y agregue a la calabaza.

1/2 cdta. de sal
2 Cdas. de melaza
1/2 cdta. de vainilla
1-1/2 tazas de leche
   evaporada
1/2 cdta. de canela

AGREGUE a la calabaza y mezcle bien. Puede usar leche en polvo reconstituida en vez de la leche evaporada. Vierta en un molde de pai de 9" con corteza sin hornear. Hornée por 30-40 minutos hasta que esté firme y dorado a 325°.

VARIACION: Puede sustituir la calabaza con batatas.

Da 6 porciones

PAI DE MANZANA

287 Cal. por porción

Corteza:

1/4 taza de margarina
   blanda
1 Cda. de miel

BATA juntos.

1/4 taza de harina integral
1/4 cdta. de sal
1-1/4 tazas de avena

MEZCLE y agregue a la margarina. Apriete la masa en el fondo y los lados del molde de pai. Hornée por 15 minutos a 375° hasta que esté ligeramente dorada.

Relleno:

1/2 taza de miel

HIERVALA.

1/8 cdta. de canela
1/8 cdta. de nuez moscada
5 tazas de manzanas en
   rodajitas bien finas

AGREGUE y cocine hasta que las manzanas estén transparentes. Déjelas enfriar. Vierta en el molde de pai.

1/2 taza de crema batida

ADORNE.

Da 6 porciones

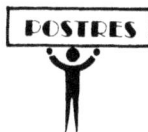

CORTEZA PARA PAI

1 taza de harina blanca
1 taza de harina integral
  cernida
1 cdta. de sal

1/2 taza de aceite
1/2 taza de agua helada

CIERNA todo junto.

BATA el agua y el aceite con un tenedor hasta que estén emulsificados. Vierta sobre la harina revolviendo para mezclar. Forme la masa en una bola amasando lo menos posible. Divídala en 2 y estire cada porción entre dos hojas de papel encerado. Saque el papel de arriba y coloque la masa en el molde. Para pais de una sola corteza haga huequitos en el fondo y hornéela por 10-12 minutos a 450°.

PAI DE ARANDANOS (Blueberries) 289 Cal. por porción

4 tazas de arándanos

LAVE y escurra.

1/4 taza de azúcar
3 Cdas. de maicena
1/8 cdta. de sal

MEZCLE en una ollita.

1/2 taza de agua fría

AGREGUE el agua fría y revuelva. Agregue 2 tazas de arándanos y cocine a fuego lento, revolviendo constantemente hasta que se espese. Retire del fuego.

2 Cdas. de margarina
1 cdta. de ralladura de
  limón
1 Cda. de jugo de limón

AGREGUE y revuelva. Pruebe y agregue más azúcar a su gusto si es necesario.

1 molde de pai con corteza
  horneada

AGREGUE el resto de los arándanos en el fondo del molde; cubra con la mezcla cocida. Deje enfriar y adorne con crema batida.

Da 6 porciones

CORTEZA DE COCO PARA PAI

1/3 taza de margarina
2 tazas de coco rallado

MEZCLE en una sartén y cocine a fuego lento revolviendo a menudo hasta que el coco esté tostado y dorado. Apriete en un molde de pai y refrigérelo hasta que esté firme.

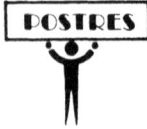

POSTRE DE PIÑA Y CIRUELAS

1 caja de 12 oz. de ciruelas
sin semillas

CORTE las ciruelas en 4. Cubra con agua y cocine a fuego lento hasta que se ablanden. Escurra el jugo y agregue más agua para medir 1 taza.

1 lata de 20 oz. de piña
picada sin endulzar
1 paquete de Danish
Dessert, con sabor a
frambuesa y pasa

MEZCLE con 1 taza del líquido reservado y cocine a fuego mediano hasta que esté espeso y claro. Deje hervir por 1 minuto.

1 taza de nueces molidas
1 Cda. de jugo de limón
pizca de sal

MEZCLE con los ingredientes anteriores. Vierta en un molde (8x13). Enfríe por unas horas o durante la noche. Corte en cuadrados y sírvalos con crema batida si desea.

Da 12-15 porciones

BIZCOCHO DE ZANAHORIA Y NARANJA   188 Cal. por porción

4 huevos
1/2 cdta. de sal
1/4 taza de agua caliente

SEPARE los huevos poniendo las claras en una fuente pequeña y las yemas en una grande. Agregue la sal a las yemas y bátalas hasta que estén espesas agregándoles agua caliente mientras bate.

1 Cda. de jugo de limón

AGREGUE a las yemas.

1/3 taza de aceite

AGREGUE lentamente a las yemas batiendo constantemente.

1/2 taza de azúcar

AGREGUE lentamente batiendo constantemente.

1 taza de zanahorias ralladas
1/2 taza de jugo de naranja
1 Cda. de ralladura de limón
1-1/2 tazas de harina cernida

MEZCLE las zanahorias, el jugo y la ralladura y agregue alternando con la harina con movimiento envolvente.

1 taza de coco

ENVUELVA con cuidado.

1/4 taza de azúcar

BATA las claras hasta que estén firmes y agregue el azúcar. Envuélvalas con cuidado en la mezcla. Use una batidora de alambre si tiene una.

1/2 taza de nueces picadas

SALPIQUE la mitad de las nueces en el fondo del molde y el resto sobre la mezcla. Hornée por 1 hora a 325°. Déjelo reposar por 5 minutos y dele vuelta para sacarlo del molde. Fórrelo con azucarado si desea.

Da 16 porciones

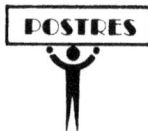

BIZCOCHO DE MIEL Y MELAZA

202 Cal. por porción

3 huevos
1/4 cdta. de sal

SEPARE los huevos; ponga las claras en una fuente grande y las yemas en una fuente mediana. Agregue la sal a las claras y bátalas hasta que estén firmes, pero no secas.

1/2 taza de miel
1/4 taza de melaza

CALIENTE juntas en una ollita y agregue lentamente a las claras batidas, batiendo de nuevo hasta que estén firmes.

1/4 cdta. de sal
3 Cdas. de agua hirviendo

AGREGUE a las yemas y bátalas hasta que estén espesas y livianas.

1/2 taza de aceite

AGREGUE lentamente batiendo bien. Mezcle las yemas y las claras envolviendo cuidadosamente.

1-1/4 tazas harina integral fina

CIERNA la harina sobre la mezcla anterior agregando 2 Cdas. a la vez; envuelva cuidadosamente.

1 cdta. de vainilla

AGREGUE y envuelva. Vierta la mezcla en un molde sin engrasar y hornéelo por 30 minutos a 325°. Este bizcocho debe estar bien horneado. Sirva solo o con crema batida.

Da 12 porciones

BIZCOCHO DE GUINEITOS Y MIEL

Use la receta anterior sustituyendo la melaza por un guineo majado batido con las claras después de la miel. Use 1/4 taza más de harina.

POSTRE DE MANZANA

182 Cal. por porción

6 manzanas grandes
2 Cdas. de miel

PELE y corte las manzanas en rodajas en un molde de pyrex rectangular. Tape y hornée a 350° hasta que estén blandas.

1-1/2 tazas de granola

SALPIQUE la manzana con la granola. Si su granola no tiene nueces, salpique unas pocas por encima. Póngalo de vuelta al horno por 5 minutos más. Sirva solo o con crema batida.

Da 6 porciones

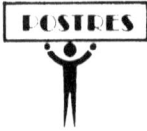

BUDIN DE ARROZ Y ARANDANOS (Blueberries)   119 Cal. por porción

2 tazas de arroz cocido frio
1/2 taza de coco rallado
1/3 taza de nueces picadas
1-1/2 tazas de arándanos
   frescos

Da 8 porciones

MEZCLE todo junto y envuelva con crema batida antes de servirlo.

BARRITAS POLINESAS   79 Cal. por barrita

3/4 taza de harina integral
3/4 taza de harina blanca
   enriquecida
1-1/2 tazas de avena
3/4 taza de margarina
   blanda
1/2 taza de coco
1/2 taza de nueces picadas

MEZCLE los ingredientes con las manos; la masa quedará en pedacitos. Apriete la mitad de la masa en el fondo de un molde 9x12.

4 tazas de dátiles picados
2 tazas de piña picada sin
   escurrir
3/4 taza de agua
1 cdta. de vainilla

COCINE el relleno hasta que esté espeso y suave. Esparza sobre la masa y esparza el resto de la masa sobre el relleno aprentado un poco. Hornée por 30 minutos a 350°. Deje que enfrie y corte en cuadrados.

Da 4 docenas

HELADO DE TUTI FRUTI   284 Cal. por taza

3/4 taza de leche soya en
   polvo
1 taza de agua
1/2 taza de azúcar morena
1/2 taza de aceite

MEZCLE en la liquadora.

1 cdta. de vainilla
pizca de sal
1/2 taza de agua
1 taza de leche de coco
   o leche
2 guineos maduros bien
   majados
1 taza de piña picada
1/4 taza de cerezas rojas
   picadas

AGREGUE y congele.

Da 8 tazas

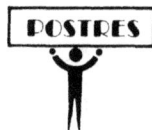

BATIDA DE GUINEOS MADUROS

202 Cal. por porción

4 guineos maduros

PELE y corte en 4 cada guineo. Congele.

4 tazas de agua
1-1/2 tazas de leche soya
en polvo
4 Cdas. de polvo carob
1/4 taza de miel
1/4 cdta. de vainilla

PASE por la liquadora y congele la mitad.

PARA HACER LA BATIDA: Pase por la liquadora la mitad de la mezcla congelada y 2 guineos congelados; repita hasta que use todos los ingredientes.

VARIACION: Puede usar 1-1/2 tazas de leche soya en polvo con sabor a carob.

Da 8 porciones

ENSALADA DE FRUTAS CONGELADA

154 Cal. por porción

1 lata de ensalada de frutas
1 lata de piña picada
1 lata de 6 oz. de jugo de
naranja congelado
1 naranja en gajos
3 guineos maduros
rebanados
1 manzana picada

MEZCLE y congele en un cartón de leche o en un recipiente plástico alto. Corte en rebanadas para servir.

Da 10 porciones

SORBETE DE PIÑA Y MENTA

102 Cal. por cada 1/2 taza

1 lata de 16 oz. de piña
picada
ramitas de menta fresca

PASE por la liquadora hasta que esté suave. Congele pero no deje que se ponga duro.

SORBETE (SHERBET) DE FRUTA

121 Cal. por porción

1 guineo maduro
1 lata de 6 oz. de jugo de
naranja congelado sin
diluir
1 lata de 1 lb. de piña
picada
1/2 taza de leche evaporada

PASE por la liquadora hasta que esté suave. Congele y bata con un batidor de huevos y congele de nuevo.

Da 8 porciones

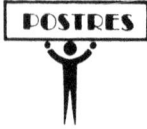

PASTELILLOS DE QUESO

56 Cal. por pastelillo

3/4 taza de margarina
1/4 taza de agua hirviendo
1 Cda. de leche

MEZCLE en una fuente con un tenedor hasta que se emulsifique.

2 tazas de harina
1 cdta. de sal

CIERNA y agregue a lo anterior. Revuelva rápidamente hasta que la masa limpie la fuente. Estire la masa en circulitos de 3 pulgadas.

1 lb. de requesón

RELLENE cada circulito con 1 cdta. de requesón.

azúcar
canela, opcional

SALPIQUE ligeramente con azúcar y canela. Doble el circulito y aplaste los bordes con un tenedor. Salpique de nuevo con azúcar y canela. Hornéelos por 30 minutos a 400°. Puede hacerlos con fruta espesa y con mermelada.

Da 3 docenas

SOPA DE FRUTA

132 Cal. por porción

2-1/2 tazas de jugo de piña
3 Cdas. de tapioca

COCINE hasta que espese.

1/2 taza de pasas
1 manzana picada
1 taza de melocotones en rodajas
1 paquete de fresas congeladas

AGREGUE. Enfríe hasta que la vaya a servir.

guineos en rebandas
crema batida

ADORNE con guineos maduros en rebanadas y la crema batida.

Da 8 porciones

BUDIN DE ARROZ Y MANZANA

167 Cal. por porción

1/2 taza de arroz integral crudo
2 tazas de jugo de manzana
1/8 cdta. de sal
1 Cda. de margarina
2 Cdas. de pasas

MEZCLE y deje hervir. Tápelo y cocine a fuego lento por 40 minutos.

1-1/2 tazas de manzanas picadas
2 Cdas. de miel

AGREGUE y cocine por 10 minutos más. Sirva con nueces picadas y crema batida.

Da 6 porciones

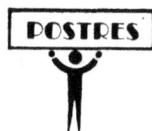

BARRITAS DE FRUTAS Y NUECES   59 Cal. por barrita

1/4 taza de miel

CALIENTE hasta que esté casi por hervir.

1/2 taza de dátiles
1/2 taza de pasas
1/2 taza de albaricoques
  secos
1 taza de nueces

MUELA y agregue a la miel caliente.

1/4 taza de germen de trigo

AGREGUE y esparza en un molde engrasado. Déjelo enfríar hasta que esté firme. Corte en cuadraditos.

Da 30 cuadraditos

BARRITAS DE HIGOS   69 Cal. por barrita

1 taza de higos secos
1 taza de pasas
1 taza de nueces

MUELA o pique bien. Esparza y apriete en capas finas. Corte en pedazos de 4" de largo y 1" de ancho. Envuélvalos en papel encerado y enfríelos.

Da 2 docenas

FUDGE DE CAROB   89 Cal. por pedazo

1/2 taza de margarina
  blanda
1/2 taza de miel

BATA hasta que la mezcla esté cremosa.

1/2 taza de polvo de carob

AGREGUE y bata bien.

3/4 a 1 taza de leche soya
  en polvo

AGREGUE suficiente leche soya en polvo para que la mezcla sea fácil de enrollar.

nueces
coco

ENROLLE las bolitas en nueces y coco. Póngalas en la refrigeradora hasta que estén firmes. Las puede poner en el congelador.

Da 2 docenas

MEDIA LUNAS DE NUECES   95 Cal. por pedazo

1 taza de margarina
1 taza de nueces picadas
4 Cdas. de azúcar en polvo
2 tazas de harina cernida
1/2 cdta. de sal
1 cdta. de vainilla

ABLANDE la margarina y mezcle los ingredientes en el orden dado. Forme en bolitas o medias lunas. Hornéelas lentamente a 300° hasta que se doren.

Da 3 docenas

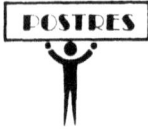

GALLETITAS DE AVENA SIN HORNEAR

64 Cal. por galletita

3/4 taza de miel
1/2 taza de margarina
1/8 cdta. de sal

MEZCLE en una ollita y deje que hierva. Retire del fuego.

1 cdta. de vainilla
1 taza de mantequilla de mani

AGREGUE y revuelva hasta que esté suave.

3 tazas de avena cruda

AGREGUE y mezcle bien. Enfríe un poco y ponga la masa por cucharadas sobre papel encerado. Enfríelas. Cuando estén frías las puede enrollar en coco rallado y nueces picadas.

Da apr. 4 docenas

BOLITAS DE CAROB SIN HORNEAR

33 Cal. por bolita

1/4 taza de margarina
1/2 taza de miel
1/2 taza de manzanas
   ralladas o en puré
2 Cdas. de polvo carob
1/4 cdta. de sal

MEZCLE en una ollita y hierva por 1 minuto. Retire del fuego.

1-1/2 tazas de avena cruda
1/2 taza de nueces picadas
1/2 cdta. de vainilla

REVUELVA rápidamente en la mezcla caliente y mezcle bien. Ponga la masa por cucharadas sobre papel encerado.

coco rallado

ENROLLELAS cuando estén frías.

Da 4 docenas

HALVAH CON MIEL

1 taza de ajonjolí (tahini)
1/4 taza de miel

BATA.

3/4 a 1 taza de leche soya
   en polvo

AGREGUE suficiente leche soya en polvo para hacerla firme.

nueces, opcional

APRIETE en un molde y salpique con nueces apretándolas un poco. Endurézcalo en la refrigeradora. Rebane y sirva.

Da 2 docenas

Indice

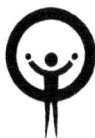

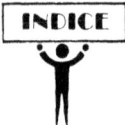

ÍNDICE

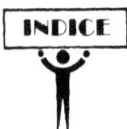

INDICE

We'd love to have you download our catalog of titles we publish at:

www.TEACHServices.com

or write or email us your thoughts, reactions, or criticism about this or any other book we publish at:

TEACH Services, Inc.
254 Donovan Road
Brushton, NY 12916

info@TEACHServices.com

or you may call us at:

518/358-3494

www.ingramcontent.com/pod-product-compliance
Lightning Source LLC
Chambersburg PA
CBHW070920270326
41927CB00011B/2659